Mohammad Fouad Abdel-Baki Allam
Alkawthar Ez-edin Saied Abdel-Naby

Artrografia por TC do tornozelo

Mohammad Fouad Abdel-Baki Allam
Alkawthar Ez-edin Saied Abdel-Naby

Artrografia por TC do tornozelo

ScienciaScripts

Imprint
Any brand names and product names mentioned in this book are subject to trademark, brand or patent protection and are trademarks or registered trademarks of their respective holders. The use of brand names, product names, common names, trade names, product descriptions etc. even without a particular marking in this work is in no way to be construed to mean that such names may be regarded as unrestricted in respect of trademark and brand protection legislation and could thus be used by anyone.

Cover image: www.ingimage.com

This book is a translation from the original published under ISBN 978-620-2-31778-8.

Publisher:
Sciencia Scripts
is a trademark of
Dodo Books Indian Ocean Ltd. and OmniScriptum S.R.L publishing group

120 High Road, East Finchley, London, N2 9ED, United Kingdom
Str. Armeneasca 28/1, office 1, Chisinau MD-2012, Republic of Moldova, Europe
Printed at: see last page
ISBN: 978-620-8-01978-5

ÍNDICE DE CONTEÚDOS

LISTA DE ABREVIATURAS

ATFL	Anterior talo-fibular ligament
ATibFL	Anterior tibio-fibular ligament
CFL	Calcaneo-fibular ligament
DDL	Deep deltoid ligament
DL	Deltoid ligament
FHL	Flexor hallucis longus
FOV	Field of view
MMFS	Medial malleolar fascial sleeve
OCL	osteochondral lesion
PTFL	Posterior talo-fibular ligament
PTibFL	Posterior tibio-fibular ligament
SDL	Superficial deltoid ligament

INTRODUÇÃO

A artrografia por TC é uma ferramenta de imagiologia útil que pode ser utilizada em diferentes articulações do corpo, especialmente nas mais pequenas. Os avanços nas tecnologias de TC nos últimos anos, principalmente os scanners de matrizes de detectores multicanais, colocam a artrografia por TC na vanguarda da imagiologia das articulações, para além da artrografia por RM.

A artrografia por TC do tornozelo não pode ser apenas uma técnica alternativa à RM ou à artrografia por RM realizada apenas quando a RM não está disponível ou quando a RM está contra-indicada, mas, no tornozelo, sendo uma articulação pequena, a técnica de imagem deve ser caracterizada por uma propriedade de alta resolução espacial e, portanto, a artrografia por TC pode ser o estudo de escolha em certas situações no tornozelo, como na imagem da cartilagem e na avaliação de lesões osteocondrais, uma vez que o tornozelo tem uma camada de cartilagem muito fina a cobrir as suas superfícies articulares.

Este livro centrar-se-á na anatomia artrográfica normal do tornozelo por TC, incluindo a estrutura osteocondral e também a anatomia dos tecidos moles; discutirá em pormenor a técnica da artrografia por TC, como preparar e injetar o material de contraste e como pós-processar e analisar as imagens. Serão incluídas as indicações, contra-indicações e possíveis problemas da artrografia por TC e, finalmente, serão abordadas várias condições patológicas do tornozelo e o seu aspeto na artrografia por TC, com imagens artrográficas de apoio.

CAPÍTULO 1

ANATOMIA DO TORNOZELO

VISÃO GERAL:

Anatomia óssea:

A articulação talo-crural ou do tornozelo é uma articulação sinovial que consiste em três ossos: a tíbia distal, incluindo o plafond tibial e o maléolo medial, o maléolo lateral da fíbula e o tálus, que se articulam entre si para formar a estrutura articular proximal do retropé. A tíbia e a fíbula estão unidas num encaixe através da articulação tíbio-fibular inferior e o tálus é comparado a uma espiga dentro deste encaixe.

O tálus pode ser dividido em corpo, colo e cabeça. A cúpula do tálus é a parte superior do corpo; na realidade, é uma tróclea, uma vez que tem uma superfície ligeiramente côncava de medial para lateral, coincidindo com uma ligeira convexidade presente no plafond tibial; por isso, o termo "cúpula do tálus" pode ser um termo incorreto. A tróclea é larga anteriormente, tem dois processos; posterior e lateral, o processo posterior tem tubérculos medial e lateral, entre os quais passa o tendão do flexor longo do hálux (FHL). O processo posterior tem um centro de ossificação separado, que, se permanecer como um ossículo separado na idade adulta, é designado por os trigonum.

Anatomia dos ligamentos:

O tornozelo é suportado por três complexos ligamentares: 1- complexo do ligamento colateral lateral, 2- ligamentos tíbio-fibulares distais ou complexo do ligamento sindesmótico, e 3- o ligamento deltoide.

1- Ligamentos colaterais laterais

O complexo do ligamento colateral lateral é constituído por três ligamentos separados que estabilizam o tornozelo contra a inversão, a rotação interna e a subluxação, quer anterior quer posterior. São eles o ligamento talo-fibular anterior (ATFL), o ligamento calcaneo-fibular (CFL) e o ligamento talo-fibular posterior (PTFL). O ATFL origina-se no canto anterolateral e superior do tálus, na margem superior do colo do tálus, logo abaixo da superfície articular; segue posterior e lateralmente de forma oblíqua e insere-se 1 cm proximal à ponta do maléolo lateral. Estabiliza o tálus contra a deslocação anterior, a rotação interna e a inversão; é o ligamento mais fraco e o primeiro ligamento suscetível de rutura. O LFC tem origem na margem lateral do calcâneo, posterior à articulação do tornozelo, ao nível da eminência troclear, percorre obliquamente a profundidade dos tendões peroneais e insere-se na ponta maleolar lateral. É a contenção lateral da articulação subtalar e o principal estabilizador em inversão; é frequentemente roto com o ATFL. O PTFL origina-se na margem medial da fíbula, estende-se horizontalmente até à face posterior e lateral do corpo do tálus, é o ligamento lateral mais forte e raramente se rompe.

2- Ligamentos tibio-fibulares sindesmóticos

Os ligamentos sindesmóticos consistem no ligamento tíbio-fibular anterior (ATibFL), no ligamento tíbio-fibular posterior (PTibFL) e no ligamento interósseo. A principal função sindesmótica é estabilizar o tornozelo contra a eversão. O ATibFL tem um trajeto oblíquo desde o canto lateral anterior da tíbia, inferiormente, até à parte inferior anterior do perónio, lateralmente. O ligamento de Bassett é um fascículo inferior separado da banda principal do ATibFL. O PTibFL tem duas bandas; a banda principal é homóloga à banda principal do ATibFL e estende-se desde o maléolo posterior até à margem posterior da fíbula, e a banda transversal inferior (ou inter-maleolar), que se estende obliquamente desde a tíbia posterior medial até à ponta da fíbula. O ligamento interósseo é considerado um espessamento da membrana interóssea, que se estende ao longo do comprimento das hastes da tíbia e da fíbula, estendendo-se geralmente até cerca de 1 cm acima do plafond tibial, o recesso sinovial da articulação do tornozelo estende-se pelo menos 1 cm até à sindesmose.

3- Ligamento Deltoide

O complexo do ligamento colateral medial ou ligamento deltoide (LD) divide-se em partes profundas e superficiais. O ligamento deltoide profundo (LDL) actua como estabilizador contra a eversão, tem bandas anterior e posterior, a última representa a maior parte do LDL e é considerada a porção estruturalmente mais importante do LDL. A banda posterior origina-se principalmente a partir do bordo posterior do colículo anterior do maléolo medial e segue medialmente, inferiormente e anteriormente, para se inserir numa fóvea no córtex medial do corpo do tálus. A banda anterior está presente de forma variável e é mais pequena do que a banda posterior, tem origem na margem anterior do maléolo medial e insere-se no talo medial na junção corpo/colo, havendo dúvidas quanto ao seu significado clínico. O ligamento deltoide superficial (LDS) é o estabilizador contra a rotação; tem várias bandas com o nome das suas ligações, os componentes anteriores do LDS têm origem no canto anterior do maléolo medial como uma folha contínua; contínua com o periósteo e o retináculo flexor e muitas vezes denominada manga fascial maleolar medial (MMFS), têm muitas inserções: no sustentaculum tali como banda tíbio-calcaneal, que é a banda mais forte, no ligamento da mola como banda tíbio-mola, no navicular profundo ao tendão tibial posterior como banda tíbio-navicular. A banda posterior do SDL está presente de forma variável, tem origem mais posteriormente no maléolo medial e insere-se no corpo posterior do talar como banda tíbio-talar posterior.

ANATOMIA ARTROGRÁFICA CT DO TORNOZELO:

A articulação do tornozelo, como qualquer articulação sinovial, está rodeada por uma cápsula fibrosa revestida por uma fina sinóvia. A cápsula da articulação do tornozelo liga-se à tíbia ligeiramente acima da linha articular em cerca de 5-10 mm e distalmente ao tálus, limitada pela crista talar; recessos medial e lateral (que são pequenos recessos, normalmente não se estendem inferiormente para além da ponta dos maléolos, são melhor avaliados em imagens coronais), recesso anterior (que tem um contorno arredondado e se estende desde o nível imediatamente acima da linha articular até à crista talar, pode ser visualizado em imagens sagitais e axiais) recesso posterior (que se estende posteriormente ao processo posterior do tálus e é bem visualizado em imagens sagitais e axiais) e recesso sindesmótico (que é um pequeno recesso que se estende entre a tíbia e a fíbula a uma distância variável - geralmente cerca de 1 cm - acima do plafond tibial, é melhor visualizado em imagens coronais). A articulação do tornozelo pode comunicar normalmente com a bainha do tendão FHL e com a articulação subtalar posterior. Qualquer outra comunicação é patológica. (Figura 1).

Cartilagem articular:

A cartilagem articular da articulação do tornozelo é muito fina, especialmente quando comparada com outras articulações que suportam peso na extremidade inferior, como o joelho. A cartilagem talar troclear está firmemente ajustada à cartilagem do plafond tibial, deixando um pequeno espaço para o fluido articular. A cartilagem hialina da cúpula talar e do plafond tibial tem geralmente uma espessura uniforme e é ligeiramente mais espessa do que as cartilagens maleolares medial e lateral. Não existe uma área nua de cartilagem no tornozelo. A espessura da cartilagem varia normalmente entre 0,4 mm e 2,1 mm (Figura 2).

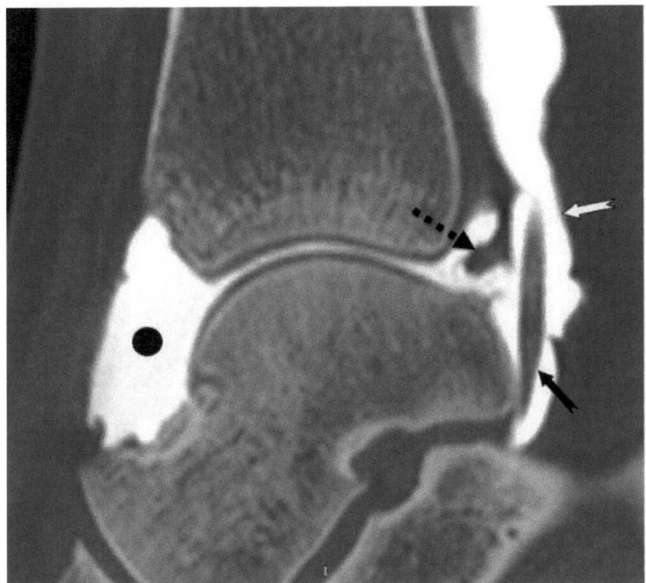

Figura 1: A imagem artrográfica de TC médio-sagital mostra um recesso articular anterior bem distendido (círculo) limitado por ligações capsulares anteriores na tíbia inferior e na crista talar. Notar contraste (seta branca) na bainha sinovial que envolve o tendão FHL (seta preta sólida). Notar que o ligamento intermaleolar normal (seta tracejada) aparece como uma estrutura hipoatenuada arredondada quando é visualizado através do seu eixo curto.

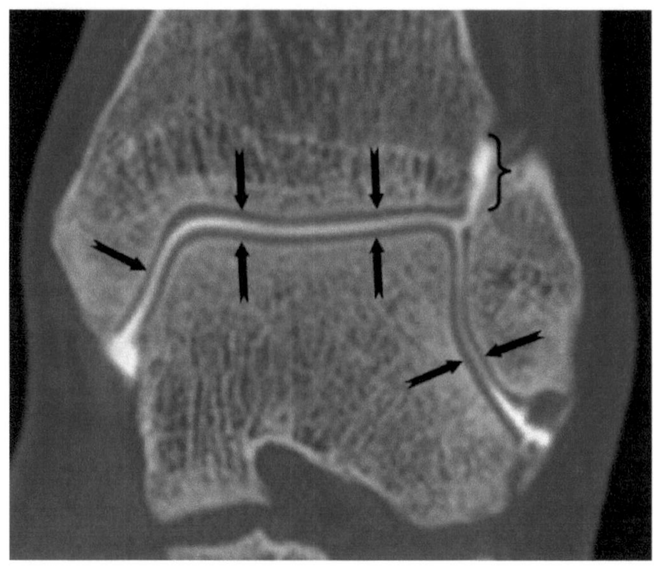

Figura 2: Imagem artrográfica coronal de TC demonstrando a cartilagem hialina (setas) através de diferentes superfícies articulares, a cartilagem aparece fina e pouco atenuada; é facilmente representada com alta resolução em virtude da hiperdensidade do contraste sobrejacente e da placa óssea subcondral subjacente. O recesso sindesmótico preenchido com contraste é bem visualizado (bracelete direito).

Ligamentos do tornozelo:

Os ligamentos do tornozelo são ligamentos intra-capsulares, desenvolvem-se como espessamentos da cápsula articular e, subsequentemente, podem ser realçados pelo fluido articular. Dependendo deste facto, a maioria dos ligamentos do tornozelo pode ser facilmente delineada pelo contraste intra-articular durante os estudos artrográficos, e este destaque pode ser facilmente observado na artrografia por TC devido à sua elevada resolução espacial. Na artrografia por TC, a elevada atenuação do meio de contraste injetado, numa articulação adequadamente distendida, pode envolver os seguintes ligamentos: ATFL, PTFL, ATibFL, PTibFL e DDL, portanto, aparecerão como estruturas hipoatenuadas, realçadas pela alta densidade de contraste injetado, e isso não ocorrerá apenas ao longo dos seus contornos internos, mas também ao longo das suas superfícies externas. Os outros ligamentos (SDL e CFL) são delineados apenas através das suas superfícies internas, uma vez que estão firmemente aplicados à cápsula articular; estão muito próximos das bainhas dos tendões tibial posterior e peroneal, respetivamente, e os ligamentos normais não permitem a comunicação do contraste com estas bainhas.e. para a bainha do tendão tibial posterior no caso de SDL e para a bainha do tendão peroneal no caso de CFL).

ATFL:

O LATF é tipicamente composto por duas bandas, superior e inferior, todo o ligamento tem aproximadamente 2 mm de espessura, 7 mm de largura e 25 mm de comprimento, estende-se em curso oblíquo entre o maléolo lateral 1 cm acima da ponta da fíbula e a margem superior do colo do tálus, alinha-se horizontalmente quando o tornozelo está em posição neutra e demonstra inclinação superior em dorsiflexão e inclinação inferior em flexão plantar. É avaliado de forma fiável nas imagens axiais superiores de 1st ou 2nd que incluem o colo do tálus. O LFA normal deve ter uma espessura uniforme e um contorno reto; não deve haver ondulação, espessura irregular ou laxidez. (Figura 3 e 4)

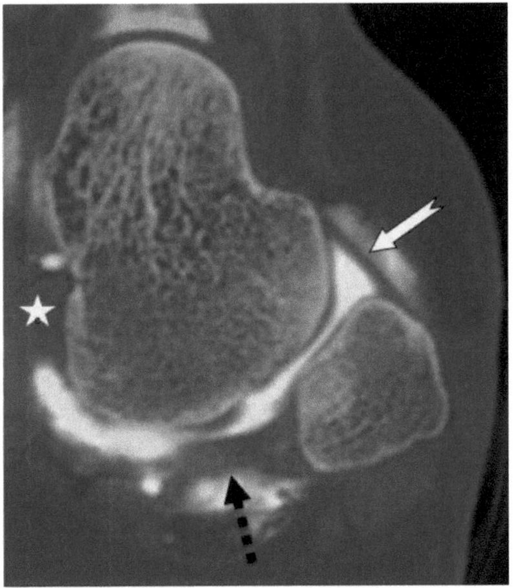

Figura 3: Imagem artrográfica axial de TC ao nível do colo do tálus superior, imediatamente distal à superfície articular. O ATFL normal aparece como uma estrutura tensa de baixa atenuação (seta) que se estende entre o maléolo lateral anterior e o canto superior do tálus na margem do colo do tálus. Note-se a delineação das superfícies externa e interna do ligamento pelo meio de contraste, uma vez que o ligamento está frouxamente relacionado com a cápsula. De forma semelhante, o LDL (estrela) e a banda transversa inferior do LTFP (ligamento intermaleolar) (seta tracejada) são delineados pelo meio de contraste.

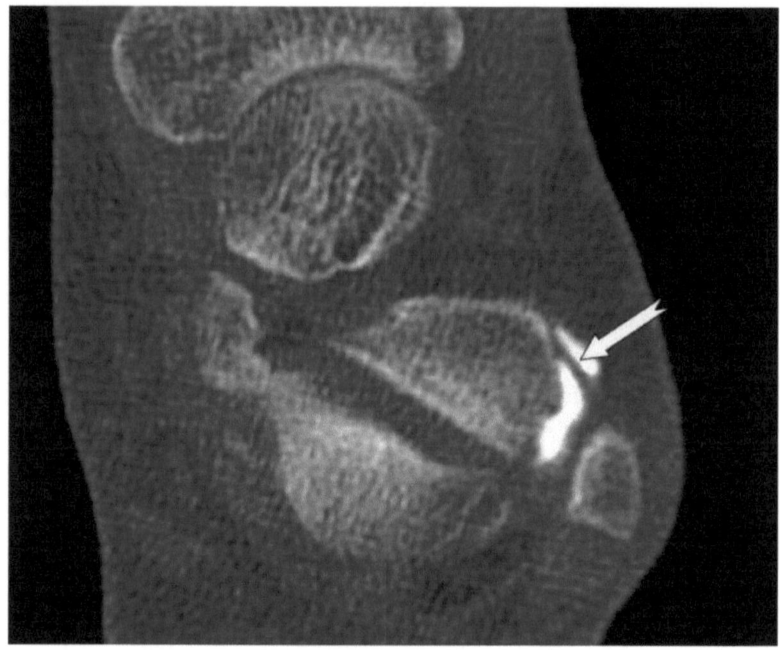

Figura 4: Imagem artrográfica axial de TC a um nível mais distal do que na figura 3. Observa-se a banda inferior do ATFL (seta), que se encontra fixada distalmente ao colo do talar. Notar a delineação dos seus contornos com contraste.

CFL:

O LFC forma o pavimento da bainha do tendão peroneal; situa-se obliquamente para baixo e para trás a partir do maléolo lateral, logo abaixo da banda inferior do LFTA, até ao aspeto posterior da superfície lateral do calcâneo. Pode ser adequadamente visualizada em imagens axiais e coronais, especialmente em janelas de tecidos moles. (Figura 5). Deve notar-se que o LFC pode mudar a sua orientação com o movimento do tornozelo, torna-se horizontal durante a flexão plantar e vertical na dorsiflexão, e permanece tenso ao longo de toda a amplitude de movimento do tornozelo. Uma avaliação adequada pode ser conseguida através de imagens axiais corrigidas habituais; além disso, a reformação multiplanar no plano axial oblíquo pode ser utilizada para criar uma imagem especial de eixo longo através do ligamento.

PTFL:

O PTFL é espesso e largo, apresenta-se como uma estrutura hipoatenuada em forma de leque, delineada com contraste intra-articular hiperatenuado; situa-se quase horizontalmente e estende-se desde a fossa maleolar do maléolo lateral até ao aspeto póstero-lateral do tálus. Insere-se na superfície posterior do tálus e no tubérculo lateral do processo posterior do tálus ou os trigonum. Algumas fibras do PTFL podem fundir-se com o ligamento intermalleolar posterior. O PTFL está relaxado em posição neutra do tornozelo e em flexão plantar e fica tenso em dorsiflexão. É melhor avaliado nos planos coronal e axial. (Figura 5 e 6).

ATibFL:

O ATibFL nasce do tubérculo anterior da tíbia cerca de 5 mm acima da superfície articular; estende-se lateral e distalmente para se inserir na superfície anterior do maléolo lateral. O ligamento é normalmente dividido em vários fascículos, de modo a permitir a entrada de ramos perfurantes da artéria peroneal. A banda mais distal do ATibFL aparece nas imagens como um ligamento independente e é chamada de ligamento de Bassett ou ATibFL acessório. O ligamento é avaliado no plano axial oblíquo, cerca de 45° de posterior lateral a superior medial. (Figura 7)

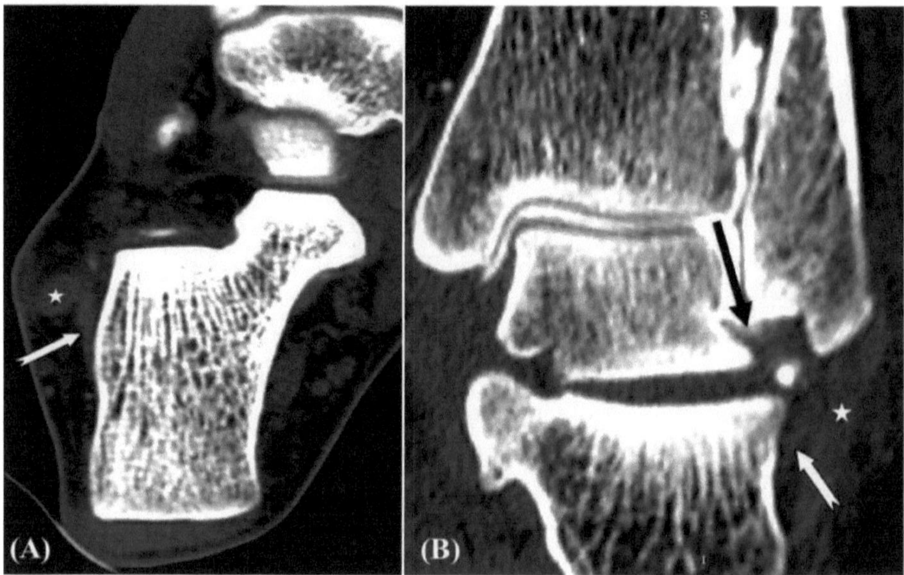

Figura 5: Imagens artrográficas em janela de tecidos moles por TC através do calcâneo nos planos axial (A) e coronal (B). O LFC intacto é bem visível (seta) na profundidade dos tendões peroneais (estrela). Normalmente, nenhum contraste deve estar presente dentro da bainha do tendão peroneal. Notar o curso horizontal do PTFL (seta preta).

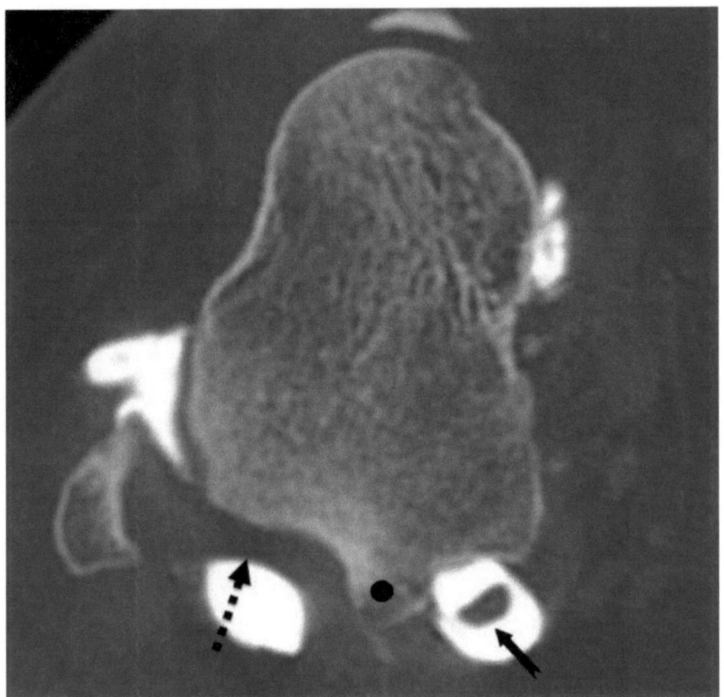

Figura 6: Imagem artrográfica axial de TC ao nível da fossa maleolar. A forma de leque do PTFL é facilmente observável (seta tracejada), estende-se desde a fossa maleolar no aspeto medial do maléolo lateral até à superfície posterior do tálus e ao tubérculo lateral do processo posterior do tálus (círculo), o ligamento tem um contorno suave facilmente representado através do realce de contraste das suas superfícies anterior e posterior. Notar o trajeto horizontal do PTFL. Observar a comunicação com o contraste na bainha do tendão do FLH (seta preta).

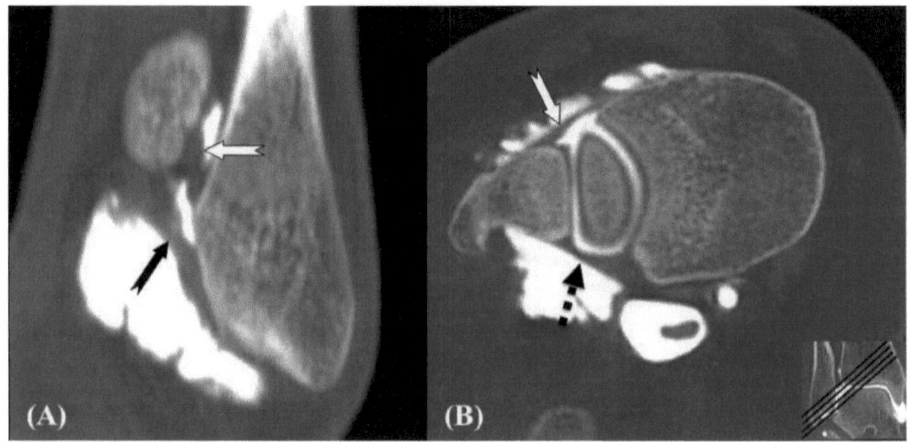

Figura 7: Imagem artrográfica sagital de TC através do perónio (A) e imagem axial oblíqua através da sindesmose (B). A ATibFL (seta branca) encontra-se em curso oblíquo cerca de 45° de inferior lateral para superior medial. O ligamento de Basset (seta preta dentada) é o ligamento acessório visto separadamente da banda principal dos ATibFL. A banda principal do FLPTib está bem delineada (seta tracejada), rodeada de contraste.

PTibFL:

O PTibFL estende-se desde o maléolo posterior até à fíbula. É constituído basicamente por duas partes independentes: a parte superficial e a parte profunda. A parte superficial é homóloga ao FLATB, nasce na borda posterior do maléolo lateral e segue proximal e medialmente para se inserir no tubérculo tibial posterior. O termo PTibFL é geralmente utilizado para se referir a esta parte superficial. É melhor avaliado no plano axial oblíquo como ATibFL. (Figura 7). A parte profunda é denominada ligamento transverso ou inter-maleolar, origina-se da fossa maleolar e insere-se na borda posterior da tíbia, imediatamente posterior à cartilagem hialina da superfície articular da tíbia inferior; as fibras podem atingir o maléolo medial, atua como um labrum posterior ao tornozelo, aumentando a estabilidade articular e impedindo a translação posterior do tálus. O ligamento intermaleolar é melhor visualizado nos planos axial e sagital. (Figura 1 e 3).

O ligamento interósseo:

O ligamento interósseo tibiofibular é considerado a continuação distal da membrana interóssea que abrange a tíbia e o perónio. Localiza-se ao nível da sindesmose, cerca de 1 cm acima do plafond tibial, e limita a extensão ascendente do recesso sindesmótico, que é um recesso sinovial da articulação do tornozelo que se estende até à sindesmose. Este recesso pode ser utilizado como indicador de lesão do ligamento interósseo, mas não existe consenso quanto ao valor de corte para o diagnóstico. A altura do recesso sindesmótico pode ser medida em imagens coronais. (Figura 2).

O ligamento deltoide:

O ligamento deltoide é constituído por duas camadas, profunda e superficial; a camada estruturalmente mais importante é a profunda, que estabiliza o tornozelo contra a eversão. O ligamento deltoide profundo (também conhecido como ligamento tíbio-talar profundo) é constituído por uma banda posterior principal e uma pequena banda anterior. O LDP apresenta-se como uma banda espessa hipoatenuada que se estende a partir da borda posterior do colículo anterior do maléolo medial; até se inserir na fóvea medial do corpo do tálus, tem um trajeto anterior, inferior e medial. A banda anterior do DDL é mais pequena e está presente de forma variável, inserindo-se mais anteriormente no talo medial na junção do seu corpo e colo. A avaliação do DDL é feita adequadamente em imagens axiais e coronais. (Figura 3 e 8). O LDS tem morfologia multibandada com o objetivo de estabilizar o tornozelo contra a rotação, sendo constituído por quatro bandas; as bandas anteriores (ligamento tíbio-mola e ligamento tibionavicular) estão sempre presentes, enquanto a presença das bandas mais posteriores (ligamento tíbio-talar posterior superficial e ligamento tíbio-calcâneo) é variável. As bandas anteriores do LDS são contínuas com o periósteo maleolar medial e o retináculo flexor, criando a chamada manga fascial maleolar medial (MMFS); além disso, estão intimamente relacionadas com a bainha do tendão tibial posterior, pelo que a lesão do LDS pode causar comunicação da articulação do tornozelo com a bainha do tendão. Na artrografia por TC, a MMFS pode ser vista em imagens axiais com alargamento dos tecidos moles, mas sem realce de contraste, como acontece com outros ligamentos do tornozelo; no entanto, a rotura do SDL pode ser diagnosticada com confiança, se o contraste estiver localizado na bainha do tendão tibial posterior. (Figura 9).

REFERÊNCIAS SELECCIONADAS:

1. **El-Khoury GY, Alliman KJ, Lundberg HJ, Rudert MJ, Brown TD,**

Saltzman CL. Cartilage thickness in cadaveric ankles: measurement with double contrast multi-detetor row CT arthrography versus MR imaging. Radiology 2004; 233:768-73.

2. **Berquist TH**. "Anatomia, variantes normais e biomecânica básica". In: **Berquist TH**. (ed.): Imaging of the foot and ankle 3rd ed, LWW, Philadelphia, PA, USA. 2011; 1- 25.

3. **Crim J**. "Tornozelo". In: Crim J e Morrison WB. (ed.): Specialty imaging, Arthrography: principles and practice in radiology, 1ª edição, Amirsys, Salt Lake City, Utah, 2009; 8: 208-35.

4. **Crim J, Rosenberg ZS**. Tornozelo. In: Manaster BJ, Crim J, editores. Imaging anatomy. Musculoskeletal. 2a ed. Altona, Manitoba, Canadá: Amirsys. Elsevier. Secção 11; 2016. p. 912-1033.

5. **Golano' P, Vega J, J. de Leeuw PA, Malagelada F Manzanares MC, Gotzens V, van Dijk CN.** Anatomia dos ligamentos do tornozelo: um ensaio pictórico. Knee Surg Sports Traumatol Arthrosc . 2010.18:557-69.

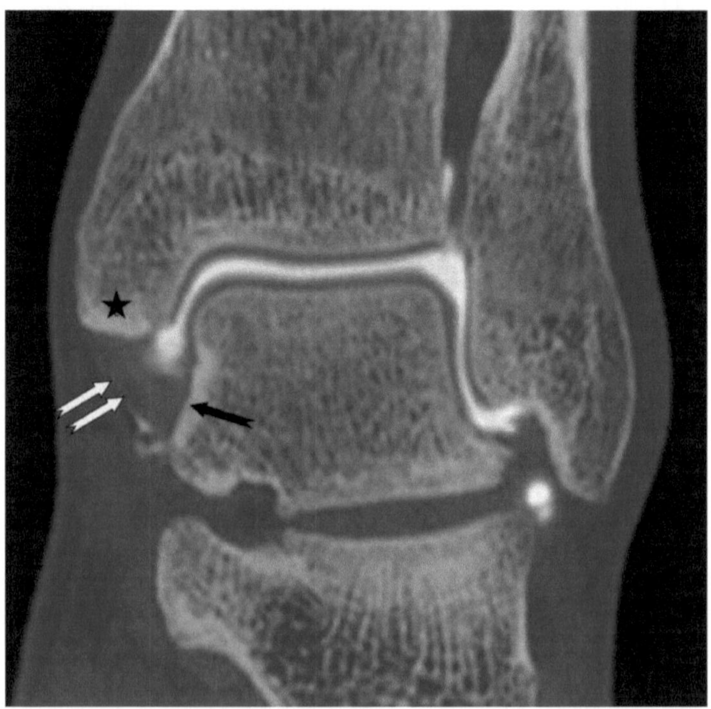

Figura 8: Imagem artrográfica coronal de TC através do tálus médio. O DDL está bem representado (setas brancas), tendo um trajeto medial inferior, estendendo-se desde o maléolo medial (estrela) até à fóvea talar medial (seta preta).

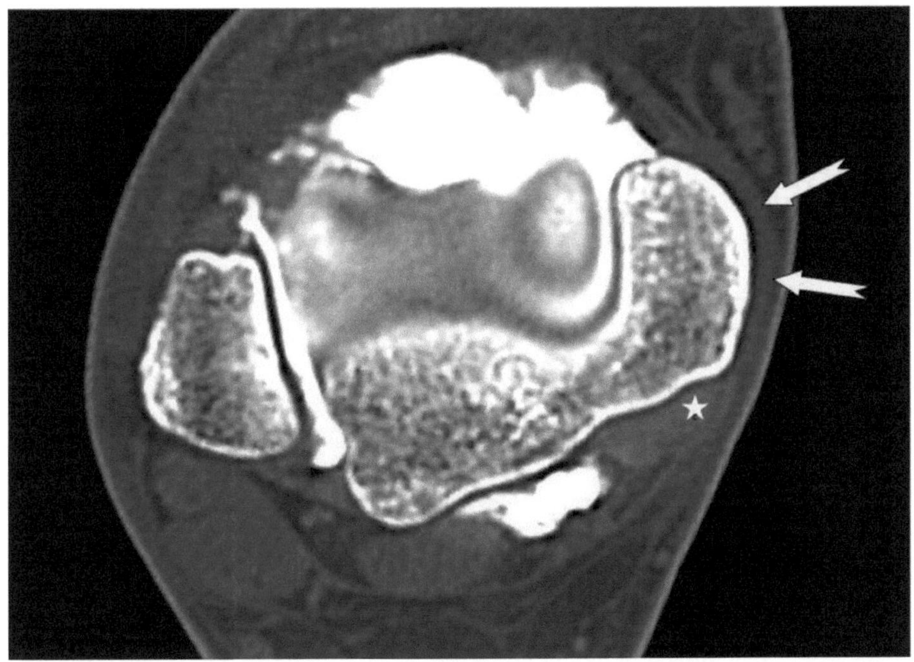

Figura 9: Imagem artrográfica axial de TC através do plafond tibial. O SDL é visto (setas) como uma estrutura espessa de tecido mole aderente ao maléolo medial; normalmente, não há contraste na bainha do tendão tibial posterior (estrela).

CAPÍTULO 2

IMAGIOLOGIA DO TORNOZELO: ARTROGRAFIA POR TOMOGRAFIA COMPUTORIZADA

Indicações da artrografia por TC:

- Deteção e estadiamento da lesão osteocondral.
- Deteção e estadiamento de defeitos condrais.
- Deteção de rupturas ligamentares.
- Avaliação da artrose do tornozelo.

Contraindicação:

- Infeção dos tecidos moles subjacentes (absoluta).
- Distúrbios hemorrágicos significativos (relativos).
- Gravidez (relativa).

Porquê a artrografia por TC?

Embora a artrografia por TC e a artrografia por RM sejam técnicas alternativas utilizadas na imagiologia de ponta do tornozelo, a artrografia por TC é considerada superior à artrografia por RM em muitos casos. A artrografia por TC é utilizada preferencialmente para a imagiologia da cartilagem hialina, que é normalmente muito fina no tornozelo, uma vez que pode avaliar diferentes graus de lesões condrais, incluindo defeitos de espessura parcial, que podem ser muito difíceis de detetar na artrografia por RM devido à sua baixa resolução espacial; além disso, as cartilagens tibial e talar estão muito próximas uma da outra e, subsequentemente, a separação de cada superfície individual pode ser difícil na imagiologia por RM, mesmo com artrografia. Por outro lado, a elevada resolução da artrografia por TC permite uma representação fácil da cartilagem articular ao longo de cada superfície articular da articulação, o que é permitido quando uma fina camada de material de contraste passa no espaço estreito entre a cúpula talar e o plafond tibial. O contraste da imagem e a resolução espacial da imagem na artrografia por TC são consideravelmente elevados, e a cartilagem articular é claramente vista em virtude de cinco camadas finas e alternadas de atenuações altas e baixas formadas por placa óssea subcondral hiperdensa, cartilagem hialina hipodensa, material de contraste hiperdenso, depois cartilagem hialina hipodensa na superfície articular oposta e, finalmente, placa óssea subcondral subjacente hiperdensa. (figura 10).

A lesão osteocondral (LCO) é facilmente detectada e eficazmente categorizada na artrografia por TC devido à superioridade da TC na avaliação óssea e na imagiologia da cartilagem do tornozelo; a única limitação na categorização da LCO é que a TC não consegue detetar o edema da medula óssea presente nas fases iniciais da LCO.

A artrografia por TC é preferível à artrografia por RM se estiverem presentes implantes metálicos no tornozelo.

A artrografia por TC tem um tempo de exame mais rápido, o que tem a vantagem adicional de reduzir o movimento durante o estudo, em contraste com a RM.

As imagens de TC e, subsequentemente, a artrografia por TC estão amplamente disponíveis e são relativamente baratas quando comparadas com a RM.

A artrografia por TC é útil em doentes que não podem ser submetidos a RM. A RM pode estar contra-indicada em muitas situações, como em caso de presença de pacemaker cardíaco, em certos tipos de clips de aneurisma, em implante coclear e em traumatismos orbitários com estilhaços metálicos na órbita; nestas situações, a artrografia por TC é a solução excelente.

A artrografia por TC é útil não só na imagiologia da cartilagem e das lesões osteocondrais, mas também na deteção de lesões ligamentares e capsulares, especialmente em pequenas articulações.

Medicação e contraste utilizados:

- Betadine 10% anti-sético.

- O meio de contraste utilizado na artrografia por TC é o contraste iodado não iónico, por exemplo, (Ioversol; Optiray® 350) e (Iopamidol; Isovue® 300), diluído 1:1 com anestésico local ou soro fisiológico.

- Lidocaína HCL a 1% para diluição do contraste (5cc).

- Solução salina normal (cloreto de sódio, 0,9%) para diluição do contraste.

- Epinefrina 1:1.000 (opcional), injetar 0,1 cc para retardar a reabsorção capsular do contraste e manter a distensão articular ideal durante o transporte do doente para a unidade de TC. Os autores preferem utilizá-la em articulações maiores, como as do ombro e da anca.

- Anestésico de ação prolongada (opcional), por exemplo, bupivacaína a 0,5%, para determinar se a causa da dor é intra-articular ou não.

- Se clinicamente indicado, pode ser injetado um esteroide (opcional) após o contraste.

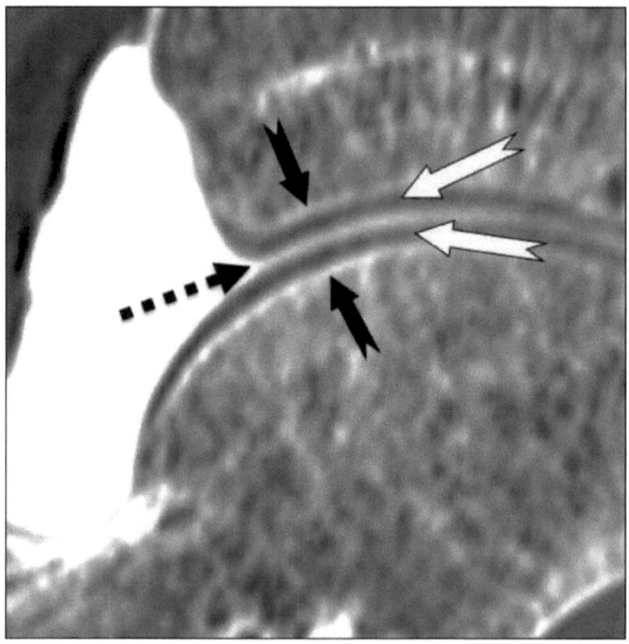

Figura 10: Imagem artrográfica sagital focada de TC através da cúpula talar. A cartilagem articular hipoatenuada (setas brancas) é facilmente visível, encontrando-se ensanduichada pela fina camada de contraste sobrejacente (seta tracejada) e pela fina placa óssea subcondral subjacente (setas pretas). Note-se que a fina camada de contraste (seta tracejada) é suficiente para separar a cartilagem hialina no lado talar da articulação da cartilagem na superfície tibial oposta.

Técnica de injeção de contraste

A injeção intra-articular de contraste pode ser realizada sob orientação de ultra-sons, fluoroscopia ou mesmo TAC.

1- Técnica guiada por ultra-sons:

A orientação ecográfica é a técnica preferida pelos autores, pois é o único método que permite ao operador observar a colocação da agulha, a injeção do contraste e a distensão gradual da articulação em tempo real; permite a correção do trajeto da agulha e/ou do seu ângulo, se necessário, antes da tentativa de injeção do contraste, pelo que a orientação ecográfica tem menor incidência de injeção extra-articular ou mista em relação à fluoroscopia. Além disso, a ultrassonografia não utiliza radiação ionizante para o pessoal durante o estudo. No entanto, a orientação ultra-sonográfica requer conhecimentos específicos sobre a anatomia ultra-sonográfica músculo-esquelética do tornozelo e formação adequada sobre a forma de colocar o transdutor de ultra-sons e a agulha de uma determinada forma que permita a visualização do eixo longo da agulha durante a técnica de injeção.

A ecografia do tornozelo é normalmente realizada com um transdutor de matriz linear de alta frequência (normalmente 12 MHz); o transdutor deve ser colocado dentro de uma cobertura esterilizada. O doente está deitado em decúbito dorsal, com o calcanhar sobre a mesa e os dedos dos pés virados para cima, com uma ligeira flexão plana do tornozelo.

No início, a avaliação do recesso articular anterior deve ser realizada no plano sagital para detetar a presença de derrame articular, a avaliação deve estender-se lateralmente para incluir o aspeto lateral do recesso anterior, uma vez que uma quantidade ligeira de derrame pode não ser visualizada exceto neste local, qualquer quantidade de derrame deve ser aspirada antes da injeção de contraste. Em seguida, o transdutor é colocado longitudinalmente no aspeto antero-medial entre o tendão extensor longo do hálux e o tendão tibial anterior, imediatamente proximal à linha articular; Este é o plano selecionado para a injeção. É prática comum que o operador detecte primeiro os dois tendões no plano transversal, rodando depois para o plano sagital. Este plano permite ao operador evitar a artéria pediosa dorsal e o nervo fibular superficial que a acompanha, localizados lateralmente ao tendão extensor longo dos hálux, e também evitar o nervo safeno localizado medialmente ao tendão tibial anterior.

Após a identificação do ponto de entrada, fixar a mão que segura o transdutor e limpar a pele com iodopovidona (Betadine) no lugar do gel distal ao transdutor, o ponto de entrada deve ser 1-2 cm distal à linha articular para evitar o bloqueio da entrada da agulha pelo lábio anterior da tíbia e, assim, evitar falhas extra-articulares ou injeção mista, deve haver cerca de 30° angulação para cima enquanto avança a agulha em direção ao intervalo tíbio-talar, em mãos experientes, é prática comum que todo o comprimento da agulha seja visualizado enquanto se introduz a agulha em direção à articulação, uma vez que a ponta da agulha é visualizada no intervalo tíbio-talar e atinge o osso, recua-se cerca de 1 mm e, em seguida, injecta-se o contraste diluído e observa-se a distensão gradual do espaço articular, a injeção deve ser continuada até se obter uma resistência firme para garantir uma distensão adequada da articulação. A agulha mais utilizada é a de calibre 25 e comprimento de 1,5 polegadas para minimizar a dor. O enchimento normal da articulação é normalmente obtido com 8-12 cc. (Figura 11)

2- <u>Técnica guiada por fluoroscopia:</u>

A injeção guiada por fluoroscopia é a técnica mais utilizada; a abordagem anterior é a melhor abordagem. O doente está deitado em decúbito dorsal, com o joelho ligeiramente fletido sobre uma almofada para conforto do doente, o calcanhar é colocado contra a mesa e os dedos dos pés apontam para o teto. O arco em C é colocado para fluoroscopia lateral. Limpar a pele com iodopovidona (Betadine) e colocar um campo esterilizado. Palpar o pedúnculo dorsal para o evitar e, em seguida, identificar o tendão tibial anterior, pedindo ao doente que faça uma dorsiflexão do tornozelo contra a resistência. O ponto de entrada deve ser imediatamente medial ou lateral ao tendão, o local da injeção é então marcado com um marcador de mamilo e, em seguida, utilizar uma tampa de plástico de uma agulha para pressionar a pele 1-2 cm abaixo da linha articular, o que fará uma marca temporária na pele e, normalmente, é feito pouco tempo (segundos) antes da injeção. Introduzir a agulha e passá-la em direção à articulação utilizando uma angulação ascendente de cerca de 30° , tal como referido na orientação ultra-sonográfica. A posição intra-articular correta pode ser indicada por uma resistência firme ligeira, relacionada com a perfuração da cápsula articular, a sensação de atingir um osso e a curvatura da agulha durante a passagem no espaço articular na fluoroscopia. Várias vistas pontuais, geralmente em vistas laterais, podem confirmar a boa posição da agulha. Uma vez confirmada a posição, o operador pode injetar uma pequena quantidade de anestesia e sentir a baixa resistência durante a injeção, o que constitui outro sinal da posição intra-articular. O passo seguinte consiste em injetar uma pequena quantidade de contraste enquanto se observa o fluxo inicial do contraste na articulação, continuando depois até encher a articulação (normalmente, o enchimento da articulação é obtido com 8-12 cc). (Figura 12).

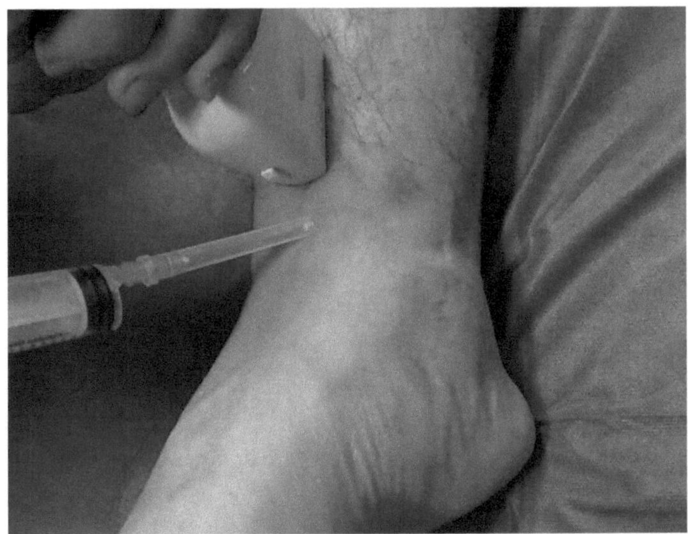

Figura 11: A fotografia clínica mostra o posicionamento do transdutor de ultra-sons e o local de inserção da agulha ao longo do plano de imagem.

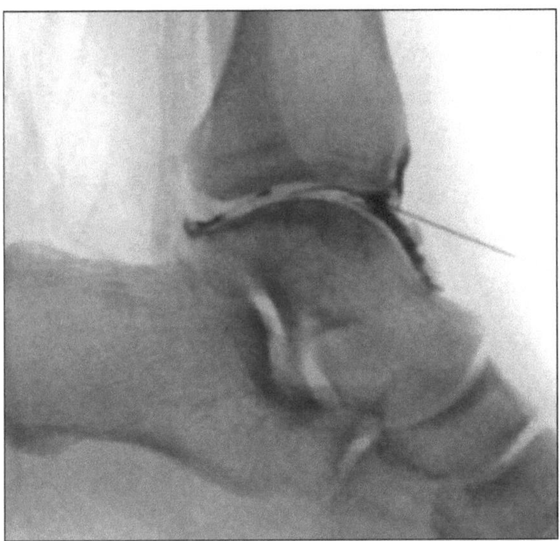

Figura 12: A vista lateral do ponto fluoroscópico demonstra o ângulo ótimo da agulha e a boa colocação na articulação tíbio-talar. O fluxo inicial de contraste reveste a superfície articular e é limitado pela inserção capsular anterior, sem extensão extra-articular.

3- <u>Técnica guiada por TC:</u>

A fluoroscopia por TC pode ser utilizada como uma técnica de imagem orientadora para a injeção nas articulações. Baseia-se em muitos avanços na imagiologia por TC: 1- modo de varrimento contínuo utilizando o tipo de varrimento helicoidal, 2- reconstrução rápida da imagem e 3- visualização contínua da imagem permitindo a orientação em tempo real em modo cine (até 8 fps) e feedback dinâmico para otimização da técnica de injeção. Segue praticamente os mesmos passos que a fluoroscopia por raios X na colocação da agulha, mas difere da fluoroscopia por raios X, uma vez que é uma abordagem em tempo real, tal como a ecografia, e utiliza imagens de TC reformatadas. A principal vantagem da fluoroscopia por TC em relação à fluoroscopia por raios X é a precisão na localização do local de entrada para a injeção nas articulações e os melhores resultados na confirmação da colocação da agulha, graças a uma maior qualidade da imagem; isto pode refletir-se nas taxas de complicações, que são mais baixas na fluoroscopia por TC do que na fluoroscopia por raios X. A fluoroscopia por TC tem outra vantagem em relação às outras técnicas, pois tem um tempo de procedimento mais curto, uma vez que não há transporte após a injeção de contraste. A fluoroscopia por TC deve seguir a técnica de redução de dose; geralmente é efectuada a uma mA mais baixa do que a TC convencional mas com o mesmo KV (50mA e 120KV).

Máquina de TAC

Normalmente, é utilizado um aparelho de TC com várias fileiras de detectores, que tem a capacidade de adquirir pixels isotrópicos e reformas multiplanares perfeitas, sendo preferível um aparelho com 16 ou mais fileiras de detectores.

Protocolo de TC

- A posição do doente: Posição "supina, pés primeiro" com o calcanhar colocado contra a mesa e os dedos dos pés na vertical.

- A direção do topograma: crânio-caudal e/ou médio-lateral.

- Tipo de digitalização: helicoidal.
- Conjunto helicoidal:
  - o Espessura/espaçamento das fatias: 0,6 mm x 0,6 mm.
  - o Algoritmo: osso.
- Largura do detetor = 0,625 mm
- Colimação do feixe = 10 mm
- FOV: Pequeno (~140 mm).
- Parâmetros de exposição: 120 kV e 200 mA.
- Técnica 2D/3D utilizada:

o Pode ser necessária uma reconstrução fina e uma verdadeira reformatação axial ao longo do eixo do tálus, de acordo com a posição do doente.

o Reformatação coronal padrão de 3 mm x 3 mm paralela à margem anterior do talar.

o Reformatação sagital padrão de 3 mm x 3 mm ao longo do eixo AP do calcâneo.

Pós-processamento e análise de imagens

A reformatação da imagem deve ser realizada nos planos axial, coronal e sagital. A reformatação axial verdadeira ou corrigida deve ser obtida ao longo do eixo do tálus com base em imagens sagitais, pois o alinhamento do tornozelo nas imagens de origem axial pode ser alterado de acordo com a posição do paciente. As imagens reformatadas no plano coronal devem ser paralelas à margem anterior do tálus, com base nas imagens axiais. As imagens reformatadas sagitais são obtidas ao longo do eixo longo do calcâneo. As imagens axiais oblíquas são obtidas através do curso dos ligamentos tíbio-fibulares cerca de 45° de inferior lateral a superior medial, com base na imagem coronal. (Figura 13 e 14)

As imagens axiais são óptimas para a avaliação dos ligamentos do tornozelo, especialmente ATFL, CFL, PTFL e DL. As imagens reformatadas no plano coronal são úteis para a avaliação da cartilagem, da integridade óssea, do ligamento colateral medial e da medição do recesso sindesmótico. As imagens sagitais são óptimas para a avaliação do osso e da cartilagem. As imagens axiais oblíquas ajudam a avaliar os ligamentos sindesmóticos. Os recessos articulares são melhor avaliados nos planos axial e sagital.

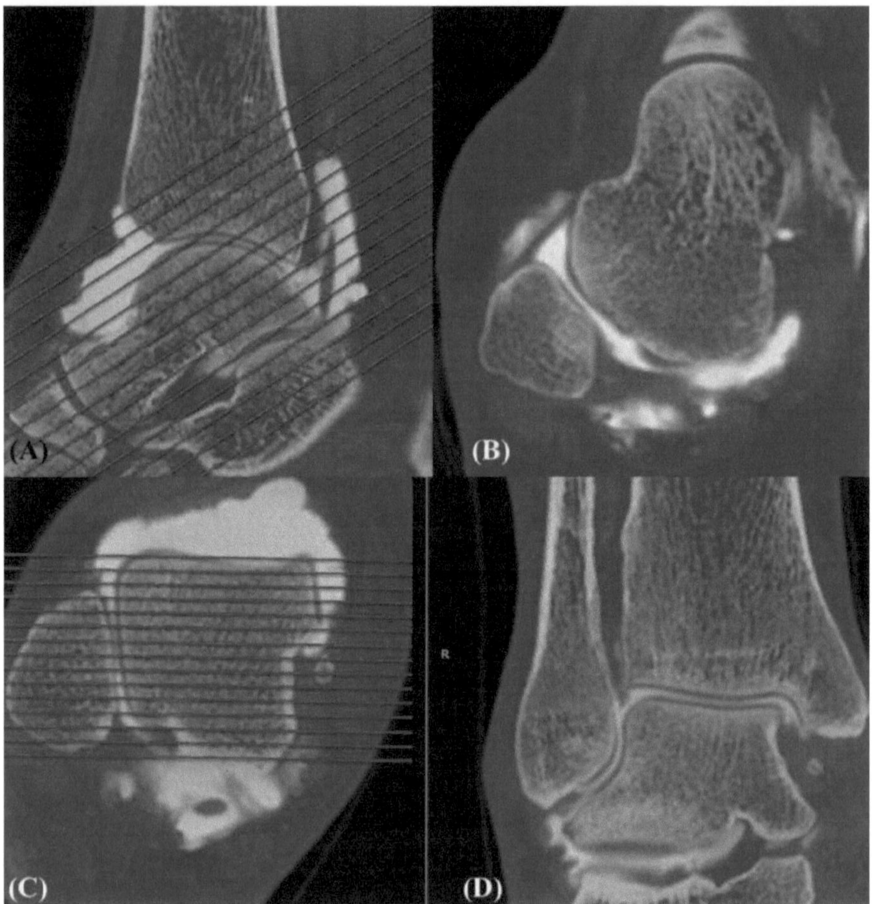

Figura 13: Reforma axial e coronal verdadeira. (A) Linhas de referência para imagens axiais verdadeiras ao longo do eixo longo do tálus. (B) Imagem axial verdadeira. (C) Linha de referência para imagens coronais ao longo da margem anterior do tálus. (D) Imagem reformatada no plano coronal.

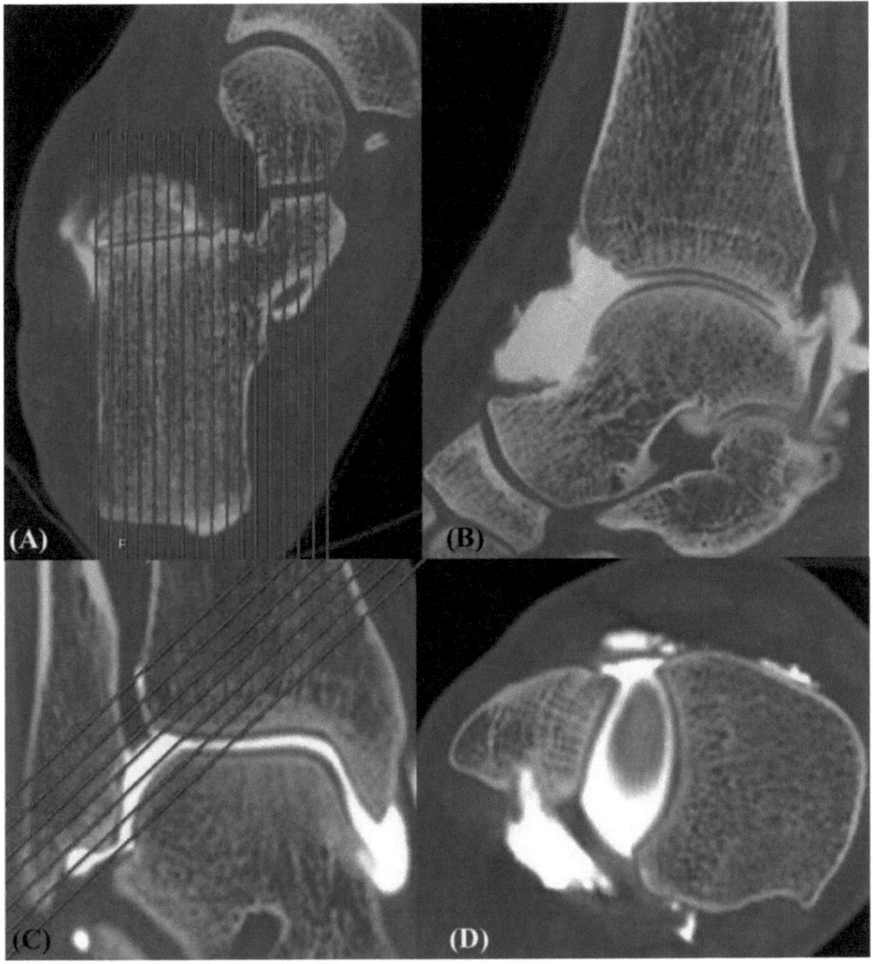

Figura 14: Reformatação axial sagital e oblíqua. (A) Linhas de referência para imagens sagitais ao longo do eixo longo do calcâneo. (B) Imagem reformatada sagital. (C) Linha de referência para imagens axiais oblíquas com ângulo de 45° através do curso da sindesmose. (D) Imagem axial oblíqua reformatada.

Problemas e complicações:

O problema mais comum é a injeção extra-articular, que pode causar hematomas ou inchaço local devido a uma reação alérgica; a injeção extra-articular de lidocaína pode causar algum formigueiro e dormência; estes problemas podem ser facilmente evitados e/ou diminuídos:

- Utilizar a técnica de injeção guiada por ultra-sons para diminuir a incidência de injeção de contraste extra-articular.

- Evitar a utilização de contraste iodado iónico, uma vez que provoca mais inchaço dos tecidos moles do que o contraste não iónico.

- A utilização de abordagens normalizadas melhorará a segurança.

- Pré-medicação se houver historial de alergia significativa.

- Utilizar a fomentação quente se ocorrer um inchaço dos tecidos moles.

- Utilizar gelo se ocorrerem hematomas locais.

A complicação mais temida é a artrite séptica; a sua incidência é rara, podendo-se evitar esta complicação:

- Utilizar uma técnica de injeção estéril cuidadosa.

- Nunca passar a agulha através de uma pele inflamada ou suspeita de infeção.

REFERÊNCIAS SELECCIONADAS:

1- **A. Kassarjian,** "Conceitos actuais em artrografia por RM e TC," Seminários de Radiologia Musculoesquelética 2012; 16(1): 1-2.

2- **Allam MF, Elian MM, Allam AF**. O valor da artrografia por TC com múltiplos detectores da articulação do punho na avaliação de lesões ligamentares e capsulares na dor pós-traumática. EJRNM 2018; 49:394-99

CAPÍTULO 3

LESÕES CONDRAIS E OSTEOCONDRAIS

As lesões condrais e osteocondrais são consequências comuns do tornozelo traumatizado, nomeadamente da entorse do tornozelo. A lesão osteocondral (OCL) pode ocorrer nas superfícies talar ou tibial, sendo que a primeira representa a localização mais comum. Tanto a lesão condral como a OCL são consideradas um dos factores de risco mais significativos relacionados com a articulação para o desenvolvimento de osteoartrite prematura do tornozelo.

Com o aumento da utilização de procedimentos de reparação condral nas artroscopias do tornozelo, há uma necessidade crescente de uma ferramenta de imagiologia transversal de alta qualidade que possa detetar diferentes graus de lesões da cartilagem, especialmente as iniciais, de modo a impedir a sua progressão para osteoartrite estabelecida; a artrografia por TC é a melhor ferramenta de imagiologia que pode responder suficientemente a este desafio devido à sua natureza de alta resolução espacial e à sua grande capacidade de visualizar adequadamente um defeito de cartilagem muito pequeno e de diferenciar entre defeitos de espessura parcial e de espessura total. Além disso, a artrografia por TC tem a capacidade de detetar diferentes alterações morfológicas da cartilagem, tais como fragmentação, delaminação, perda ou ausência. (Figura 15) Do mesmo modo, a avaliação da OCL é melhor efectuada utilizando a artrografia por TC, que se revelou mais fiável do que a RM, mesmo com artrografia, na deteção da OCL do tornozelo.

Com os avanços das tecnologias de RMN, especialmente na imagiologia da cartilagem, a RMN de alta resolução substituiu a artrografia por TC na deteção de OCL em grandes articulações como o joelho, mas o mesmo não acontece em articulações mais pequenas como o cotovelo, o pulso e o tornozelo, nas quais a artrografia por TC continua a ser considerada clinicamente relevante e uma ferramenta de imagiologia adequada.

Devido ao facto de a cartilagem hialina do tornozelo ser muito fina, a classificação artrográfica por TC dos defeitos condrais em função da sua profundidade segue um método simples e fácil, podendo ser classificados em

1. Defeito de espessura parcial (envolvendo < 100% da sua espessura).

2. Defeito de espessura total (envolvendo 100% da sua espessura).

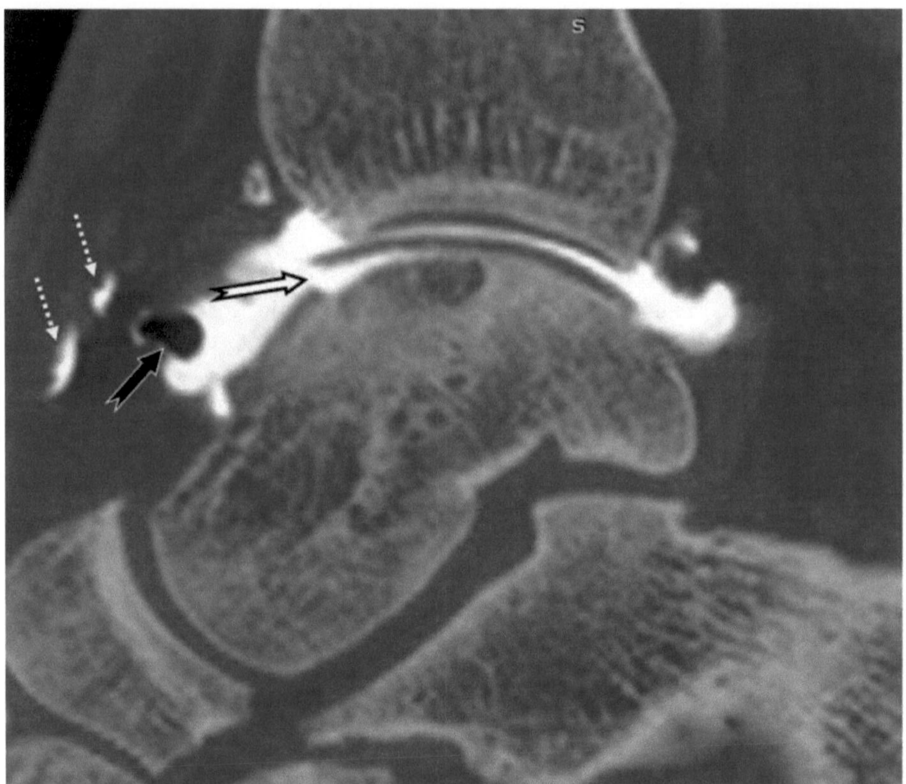

Figura 15: Imagens artrográficas sagitais de TC mostram uma OCL talar de grandes dimensões, o componente condral da OCL mostra uma grande delaminação da cartilagem (seta), que é observada como uma fenda preenchida por contraste entre a cartilagem incompletamente separada e a placa óssea subjacente. Note-se uma bolha de ar presente em posição não dependente no recesso articular anterior (seta preta). Notar também o contraste extra-articular no tecido mole anterior (setas tracejadas) devido à técnica de injeção defeituosa.

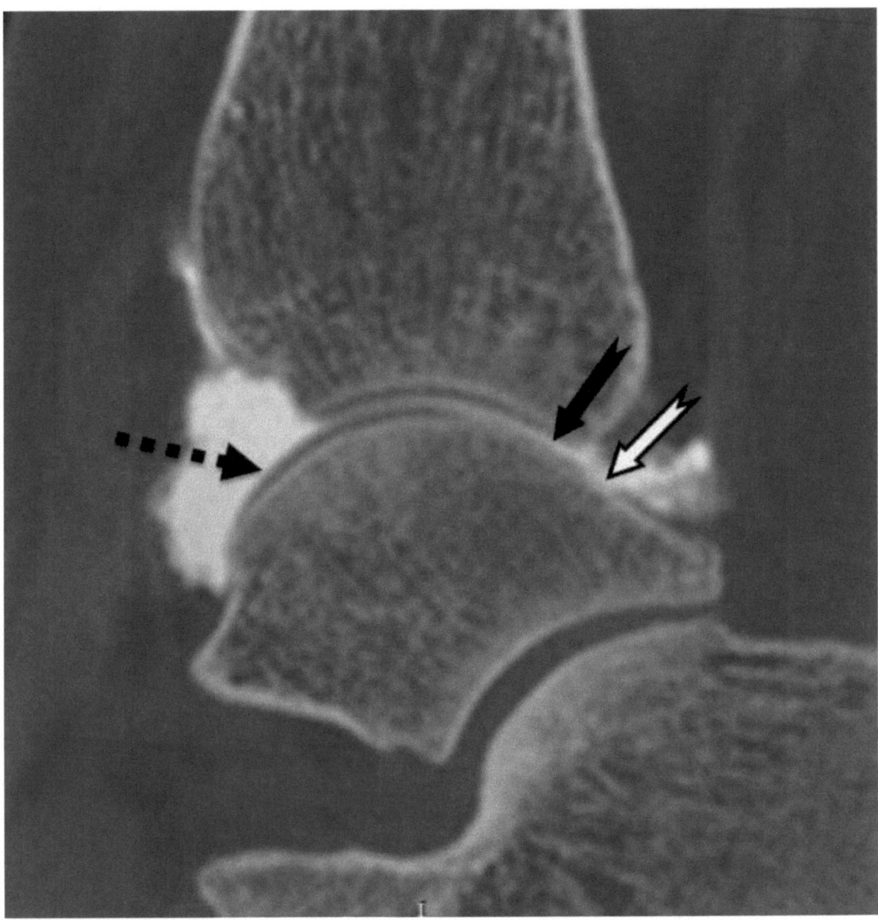

Figura 16: Imagens artrográficas sagitais de TC mostram uma área extensa de defeito condral de grau variável na cúpula posterior do tálus. A seta preta sólida indica um defeito de cartilagem de espessura parcial observado como um afinamento irregular da cartilagem (compare-o com a cartilagem talar normal indicada anteriormente pela seta tracejada), a seta branca indica um pequeno defeito de cartilagem de espessura total.

Os defeitos da cartilagem hialina também podem ser classificados em termos de tamanho, através da média do diâmetro máximo da área afetada:

- Tamanho pequeno < 5 mm.
- De tamanho médio <10 mm e >5 mm.

- Grandes <15 mm e >10 mm.
- Extensivo > 15 mm.

O adelgaçamento da cartilagem pode ser simétrico, como no caso da artrite inflamatória, ou assimétrico, como no caso da osteoartrite, mas em ambas as entidades o defeito da cartilagem tende a envolver ambos os lados da articulação.

Todas as lesões condrais devem ter uma placa óssea subcondral intacta e um padrão trabecular subjacente intacto. (Figura 16).

A lesão osteocondral, pelo seu nome, deve ter uma lesão combinada da cartilagem hialina e também do osso subcondral subjacente e/ou das trabéculas ósseas. O defeito condral tem margens nítidas em comparação com o defeito causado pela artrite, que tem margens bastante definidas.

A causa mais comum de OCL do tornozelo é a lesão traumática do tornozelo, que pode ser única ou recorrente; o evento traumático mais comum que causa OCL é a entorse do tornozelo, na qual a cúpula do tálus atinge a superfície de articulação oposta da tíbia ou da fíbula, resultando no esmagamento do tálus e na lesão da cartilagem articular juntamente com o osso subjacente. O mecanismo de lesão mais comum é a lesão por inversão ou inversão-dorsiflexão e depois por torção com carga axial.

De acordo com o sistema de classificação mais utilizado (Berndt e Harty), existem quatro fases de OCL:

- Fase I: Contusão óssea subcondral, com cartilagem sobrejacente lesionada. A cartilagem pode ser normalizada. (Figura 17)
- Fase II: Linha de fratura em forma de crescente abaixo da cartilagem com separação incompleta do fragmento osteocondral. A cartilagem normaliza-se com a cicatrização. (Figura 18)
- Fase III: Descolamento completo do fragmento osteocondral, que permanece no local.
- Estádio IV: fragmento osteocondral destacado e deslocado da zona dadora. (Figura 19)

Alguns acrescentam um estádio adicional ao sistema de estadiamento original para o OCL que tem uma área semelhante a um quisto no seu interior (pode ser classificado como estádio IIA ou estádio V). (Figura 20)

O OCL pode ser classificado por tamanho da mesma forma que é utilizado na lesão da cartilagem:

- Tamanho pequeno < 5 mm.
- De tamanho médio <10 mm e >5 mm.
- Grandes <15 mm e >10 mm.
- Extensivo > 15 mm.

A estabilidade e o tamanho da lesão são as caraterísticas clinicamente mais importantes para o cirurgião na seleção da opção de tratamento e no planeamento cirúrgico.

As localizações mais comuns do OCL traumático são:

- Canto anterolateral da cúpula talar.
- Canto póstero-medial da cúpula talar (Figura 20).
- A OCL do plafond tibial é muito menos comum do que a do talar (Figura 21).
- Cúpula talar central OCL (raro).

Não é raro observar mais do que uma OCL, especialmente OCLs mediais e laterais simultâneas nos cantos da cúpula talar no mesmo caso; isto é observado frequentemente no contexto de entorse recorrente do tornozelo. (Figura 22).

REFERÊNCIAS SELECCIONADAS:

1- **Schmid MR, Pfirrmann CW, Hodler J, Vienne P, Zanetti M**. Lesões da cartilagem na articulação do tornozelo: comparação entre a artrografia por RM e a artrografia por TC. Skeletal Radiol 2003; 32:259-65.

2- **K. N. Naran e A. C. Zoga**. "Lesões osteocondrais sobre o tornozelo", Radiologic Clinics of North America 2008; 46(6): 995-1002.

3- **Berndt AL et al.** Fratura transcondral (osteocondrite dissecante) do talo. J Bone Joint Surg Am. 1959; 41-A: 988-1020.

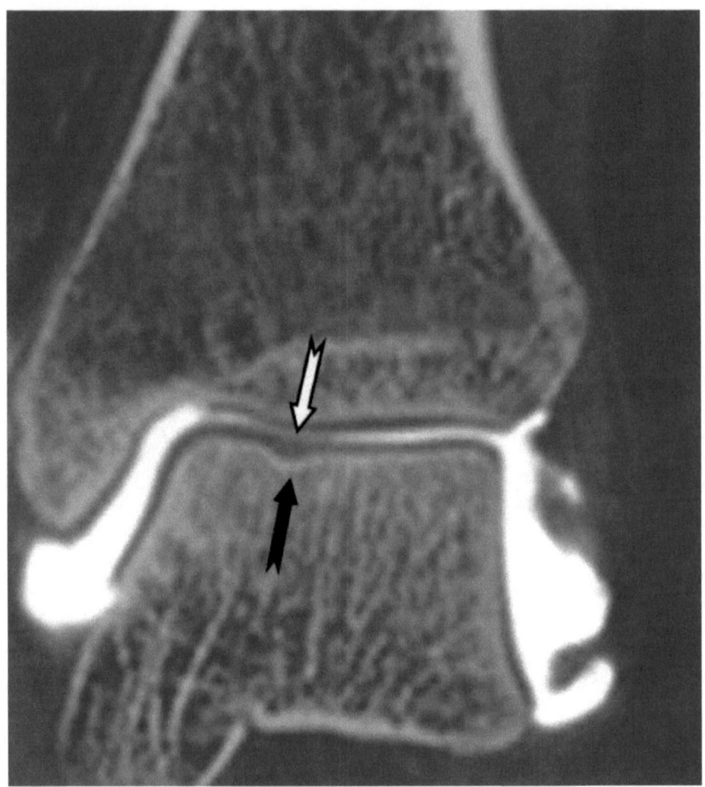

Figura 17: Imagem artrográfica coronal de TC através do tálus anterior mostra OCL do tálus tipo I, representada como uma pequena impactação focal do osso subcondral com cartilagem hipertrofiada sobrejacente.

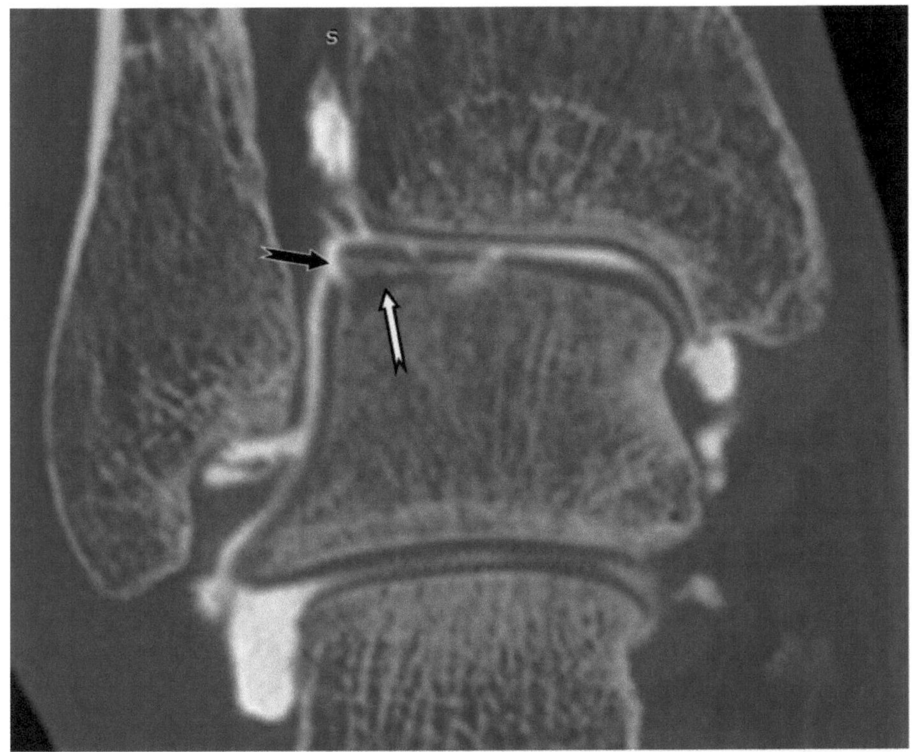

Figura 18: Imagem artrográfica coronal de TC através do tálus posterior mostra OCL do tálus tipo II no canto lateral da cúpula do tálus, a cartilagem está fragmentada com múltiplas fissuras juntamente com uma pequena área desnudada (seta preta), existe uma fratura óssea em crescente subjacente (seta branca). Não há deslocação do fragmento osteocondral.

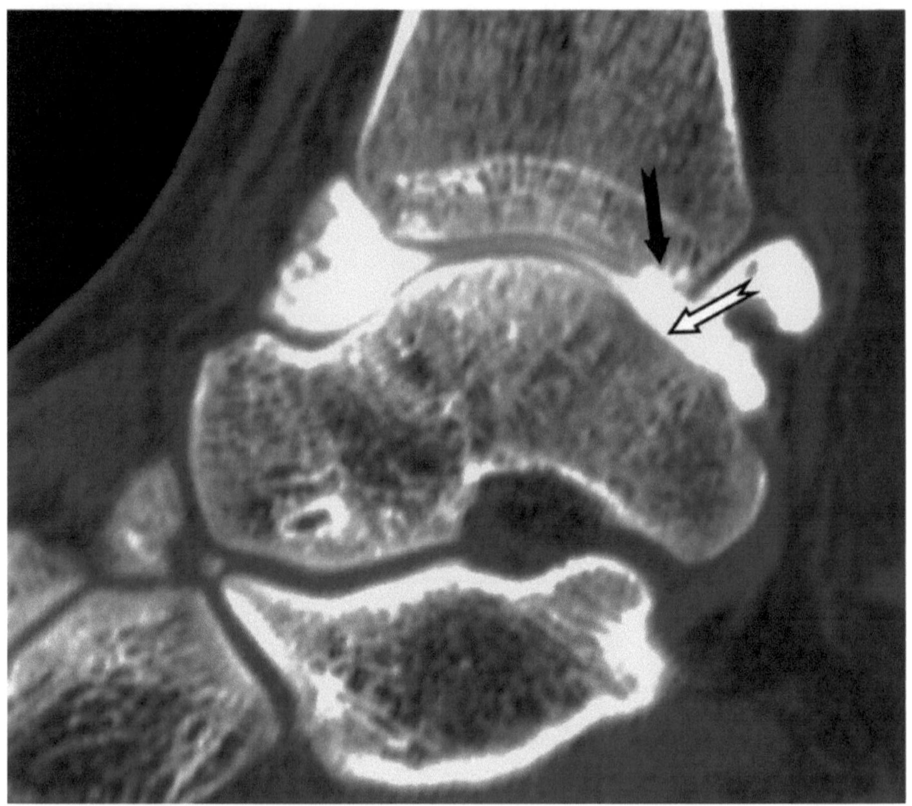

Figura 19: Imagem artrográfica sagital de TC através do tálus lateral mostra lesões osteocondrais do tipo IV grandes no tálus (seta branca) e mais pequenas na tíbia (seta preta), cada uma das quais demonstra perda de cartilagem hialina e defeito ósseo deslocado evidenciado pela ausência de placa óssea subcondral. Na OCL tipo IV, os fragmentos deslocados podem ser visualizados noutros recessos articulares ou mesmo ser absorvidos e não detectados, como neste caso.

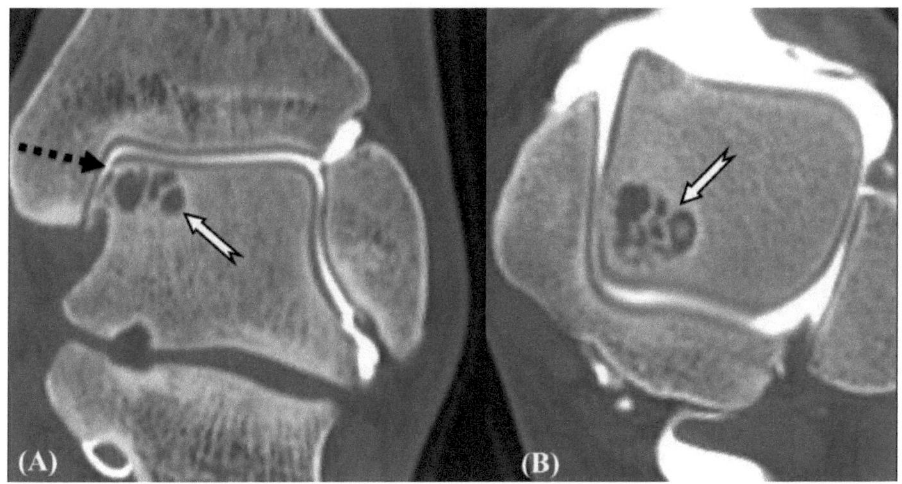

Figura 20: Imagens artrográficas coronais (A) e axiais (B) de TC através da cúpula talar em doente com entorse lateral anterior do tornozelo, mostra uma grande OCL da cúpula talar do canto póstero-medial (seta branca), a cartilagem sobrejacente demonstra uma pequena lesão da cartilagem (seta preta), enquanto o componente ósseo apresenta alterações císticas extensas e lateral (seta preta), sem fragmento deslocado. Esta OCL pode ser classificada como tipo IIA; alguns classificam-na como tipo V, uma vez que tem um mau prognóstico de cicatrização.

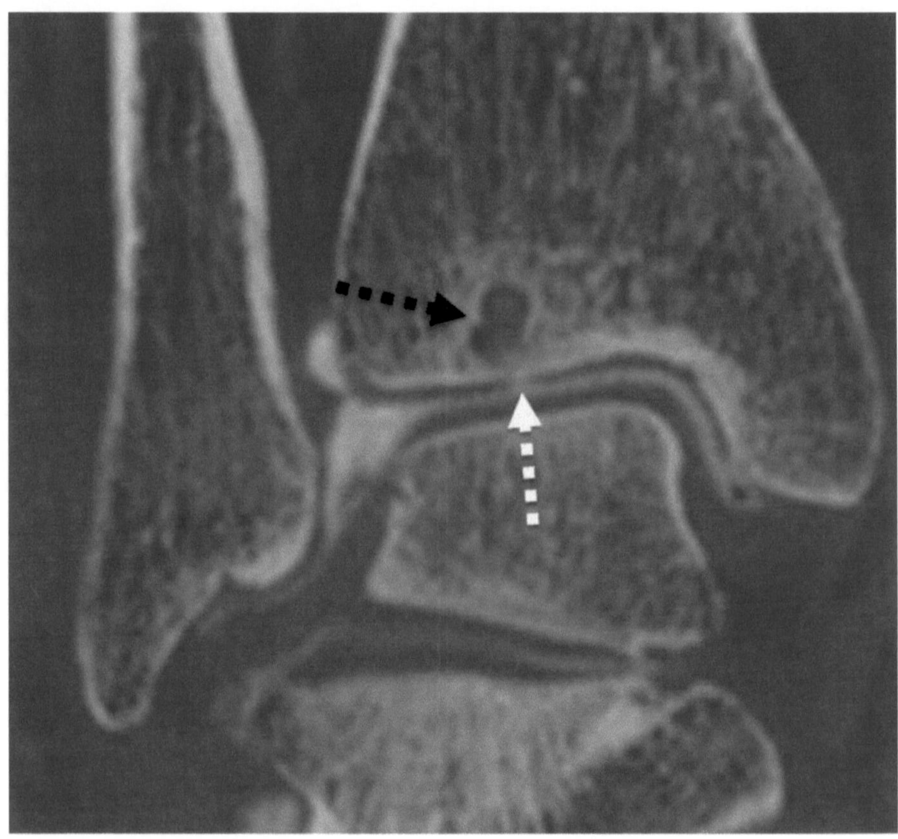

Figura 21: Imagem artrográfica coronal de TC através do tálus posterior, existe uma OCL tipo IIA no plafond tibial posterior, com um pequeno defeito de cartilagem (seta branca) e componente ósseo quístico (seta preta).

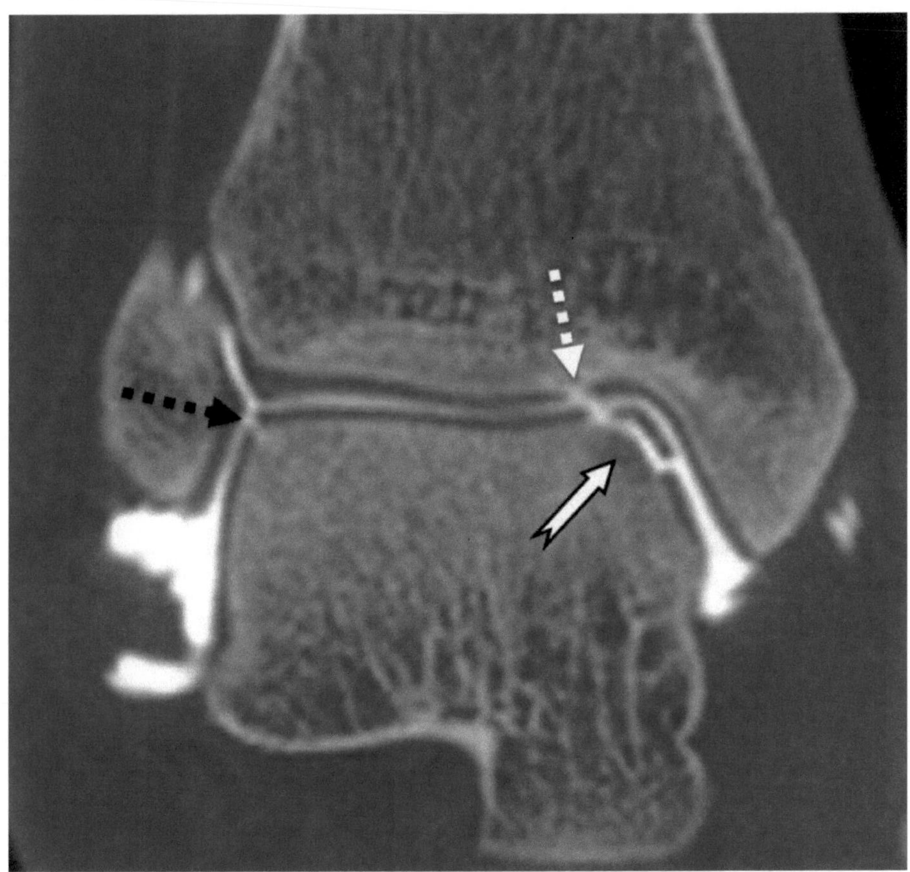

Figura 22: Imagem artrográfica coronal de TC através do tálus anterior em paciente com entorse recorrente do tornozelo, há lesões osteocondrais tipo II nos cantos da cúpula talar medial (seta branca) e lateral (seta preta), a medial mostra delaminação da cartilagem com contraste abaixo dela. Não há deslocamento de fragmento de nenhuma das lesões. Há lesão condral tibial beijando o OCL talar medial. Nas entorses crónicas e recorrentes do tornozelo, não é raro haver mais do que uma OCL.

CAPÍTULO 4

LESÕES LIGAMENTARES

A rotura ligamentar induzida por entorse do tornozelo é a lesão mais comum dos tecidos moles do tornozelo que ocorre em atletas e não atletas. Uma vez que 85% das entorses do tornozelo são entorses laterais, a rotura do ATFL é considerada o ligamento mais comum a ser afetado, sendo o primeiro ligamento vulnerável a lesões antes de outros componentes do ligamento colateral lateral. O mecanismo comum de lesão do ATFL é a inversão com rotação interna e flexão da plaina. Não é raro que a banda inferior do LFTA seja poupada e permaneça intacta, uma vez que relaxa em flexão plantar. Neste caso, pode ocorrer uma rutura isolada da banda superior, uma vez que esta fica tensa em flexão plantar e, por conseguinte, vulnerável à rutura.

A laceração da ATFL pode ser classificada em:

- Rutura parcial que envolve uma das suas duas bandas e pode ser qualquer uma delas:
  - Espessura parcial
  - Espessura total
- Rutura completa envolvendo toda a largura das suas bandas.

O local da rotura pode situar-se em qualquer ponto do seu trajeto, incluindo a avulsão da sua fixação talar e a lesão da substância média.

As alterações morfológicas na artrografia por TC são variáveis, dependendo do grau de laceração e da cronicidade da lesão:

- Interrupção parcial da fibra com contraste na sua substância. (Figura 23).
- Defeito de espessura total com passagem de contraste através da laceração. (Figura 24).
- Ausência de ATFL (em rotura crónica completa), o contraste pode estender-se anteriormente ao longo do colo do tálus (Figura 25).
- Irregularmente espessada ou com espessura irregular, o que pode ocorrer tanto em lacerações agudas como crónicas.

- Ondulado ou curvado devido a laxidez. (Figuras 26 e 27).

A maioria das rupturas do ATFL cicatriza sem complicações, mas se estiver associada a uma lesão sindesmótica, pode desenvolver-se instabilidade crónica. Outra complicação comum é o impacto antero-lateral, em que a cicatrização do ligamento rasgado pode resultar em dor e limitação de movimentos.

A lesão do ligamento colateral lateral segue um padrão estereotipado, em que o primeiro ligamento a ser lesionado é o ATFL, depois o CFL e depois o PTFL.

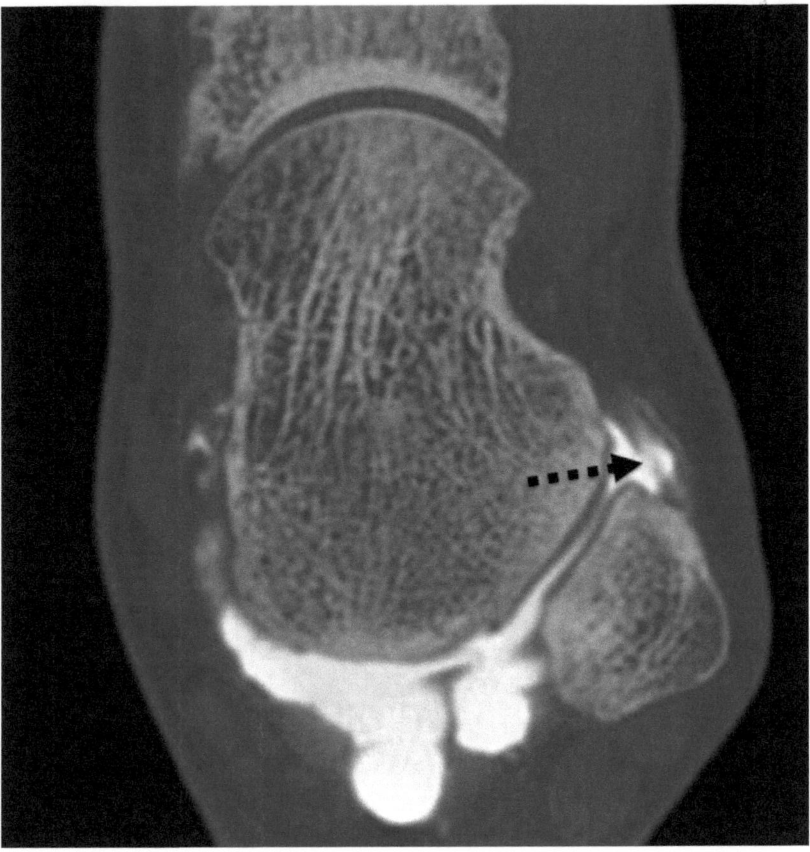

Figura 23: Imagem artrográfica axial de TC através do colo talar em paciente com entorse lateral do tornozelo. O ATFL mostra uma interrupção parcial da sua superfície interna (seta) com o contraste a entrar no interior das suas fibras. Trata-se de uma rotura de espessura parcial.

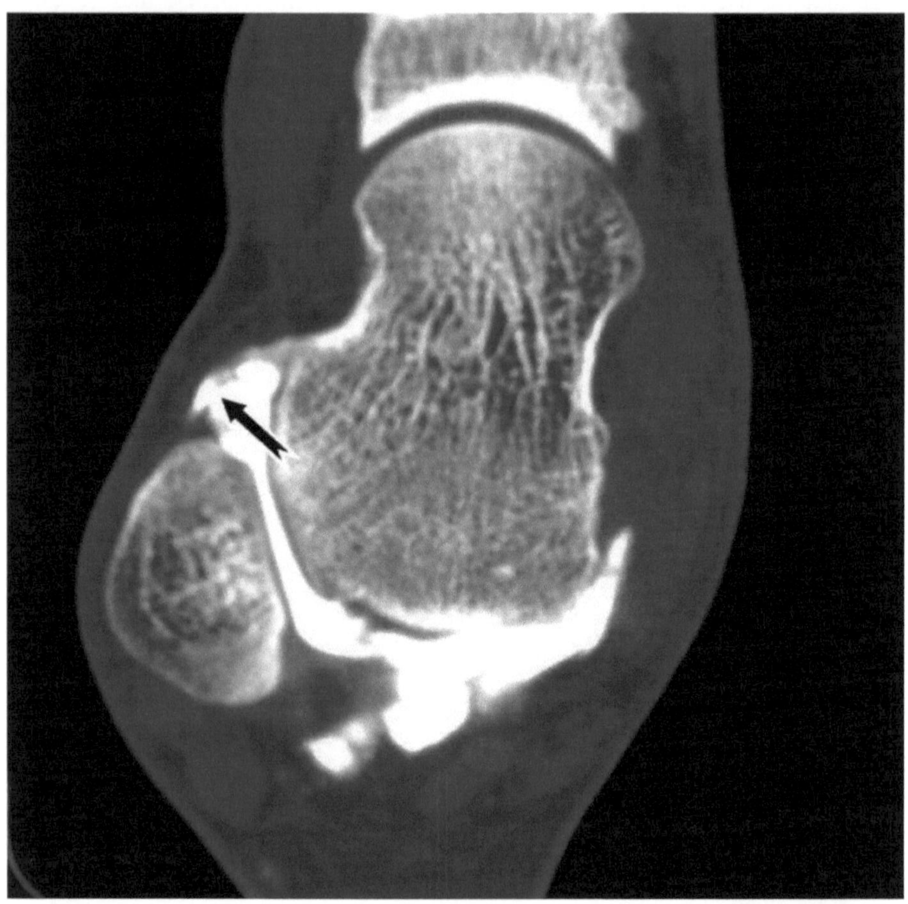

Figura 24: Imagem artrográfica axial de TC através do colo talar em paciente com entorse lateral do tornozelo. O ATFL mostra uma interrupção completa das suas fibras (seta) com o contraste a passar através do defeito. Trata-se de uma rotura de espessura total.

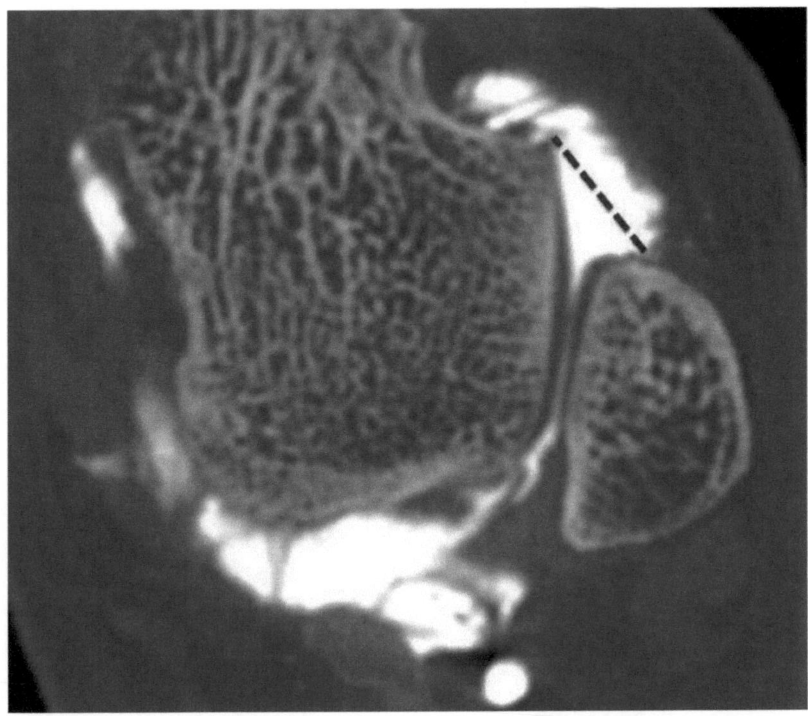

Figura 25: Imagem artrográfica axial de TC através do colo do tálus em paciente com entorse lateral do tornozelo. A ATFL não é visualizada ao longo do seu trajeto normal (linha tracejada), com o contraste a estender-se anteriormente ao longo do colo do talar, denotando uma rotura crónica completa. A cápsula articular adjacente perde a sua suavidade e apresenta múltiplos nódulos sinoviais.

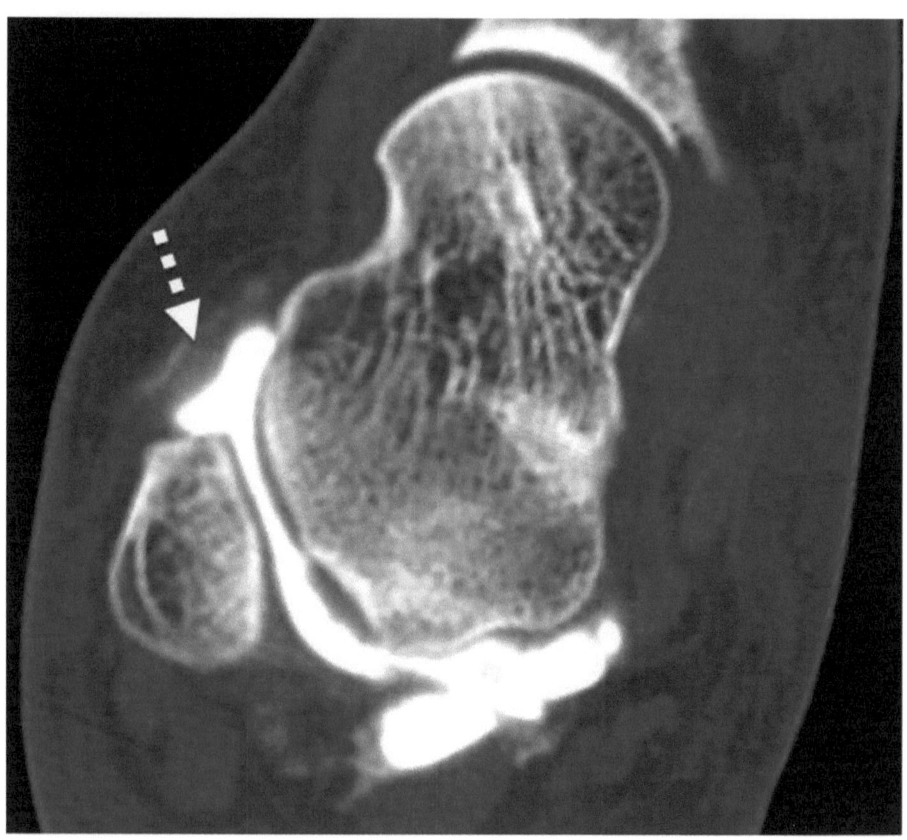

Figura 26: Imagem artrográfica axial de TC através do colo do tálus num doente com entorse lateral crónica do tornozelo. O ATFL está espessado e ondulado, denotando laxidez ligamentar (seta), tendo perdido o seu aspeto esticado normal; este aspeto é comummente observado na rotura crónica.

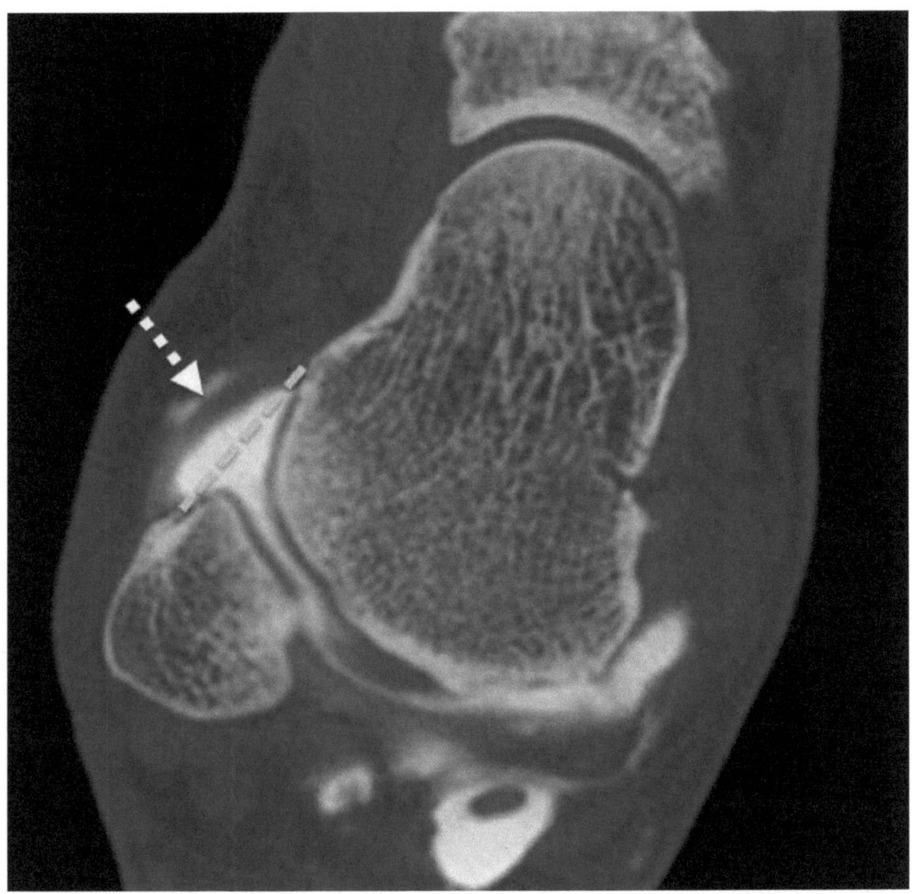

Figura 27: Imagem artrográfica axial de TC através do colo do tálus num doente com entorse lateral crónica do tornozelo. O ATFL está arqueado, denotando laxidez (seta), perdendo-se o aspeto esticado normal (linha tracejada); é obrigatória uma boa distensão da articulação para a deteção desta morfologia, sendo o arqueamento do ATFL observado na rotura crónica.

O LFC é o segundo ligamento do tornozelo mais frequentemente rompido a seguir ao ATFL, ocorrendo em combinação com a rotura completa do AFTL.

Uma vez que o LFC está firmemente aplicado à cápsula articular a partir da sua superfície exterior, as suas fibras não podem ser realçadas por contraste injetado na artrografia por TC. A lesão do LFC pode ser parcial ou completa; a parcial não pode ser avaliada por artrografia por TC, enquanto a laceração completa pode ser apreciada por sinal indireto devido às suas relações anatómicas com as estruturas circundantes.

O LFC situa-se profundamente à bainha do tendão peroneal e está aderente à cápsula articular lateral; esta proximidade destas estruturas pode resultar numa rutura simultânea da bainha do tendão peroneal e da cápsula articular durante a lesão do LFC e, subsequentemente, o fluido articular/contraste injetado pode escapar da cavidade articular para a bainha do tendão peroneal e seguir ao longo dos tendões peroneais. Assim, na artrografia por TC, a rotura completa do LFC é diagnosticada com segurança quando o contraste articular é observado na bainha do tendão peroneal.

Nos casos mais crónicos de rotura do LFC, quando ocorre a cicatrização da bainha do tendão peroneal, o contraste extra-articular não estará presente, pelo que o diagnóstico dependerá de outros sinais como a incongruência da articulação subtalar e a grande separação dos tendões peroneais da superfície lateral do calcâneo pelo recesso articular preenchido com contraste (Figuras 28-30).

O LFPT é o ligamento menos vulnerável a lesões na entorse lateral. A rotura do LFPT é rara e está sempre associada a roturas completas do LATF e do LFC. Quando ocorre uma rotura do LFPT, esta demonstra descontinuidade e irregularidade das fibras. (Figura 30).

A rotura do ligamento deltoide é uma lesão bastante comum do tornozelo medial; é considerada menos comum do que uma lesão óssea (ou seja, fracturas do maléolo medial). A lesão por pronação pura é responsável pela rotura do ligamento deltoide, ao passo que a rotação supinação-externa pode provocar a rotura do ligamento deltoide, uma vez que o pé é invertido e a tíbia roda internamente. A rotura do ligamento deltoide pode ocorrer isoladamente ou combinada com outras lesões, como fracturas fibulares, lesões do ligamento colateral lateral ou lesões sindesmóticas.

Na artrografia por TAC, a laceração DDL é diagnosticada quando se observa um dos seguintes critérios

- O contraste intra-articular entra no interior das fibras DDL (Figura 31).
- Desgaste das suas superfícies.

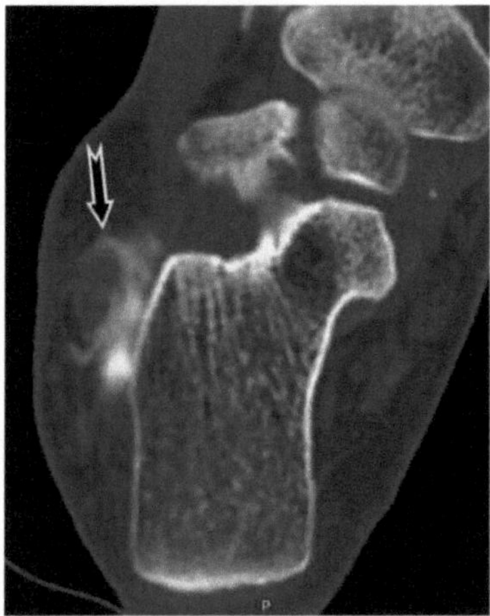

Figura 28: Imagem artrográfica axial de TC através do calcâneo. Há passagem extra-articular de contraste para a bainha do tendão peroneal (seta), denotando rutura completa do LFC.

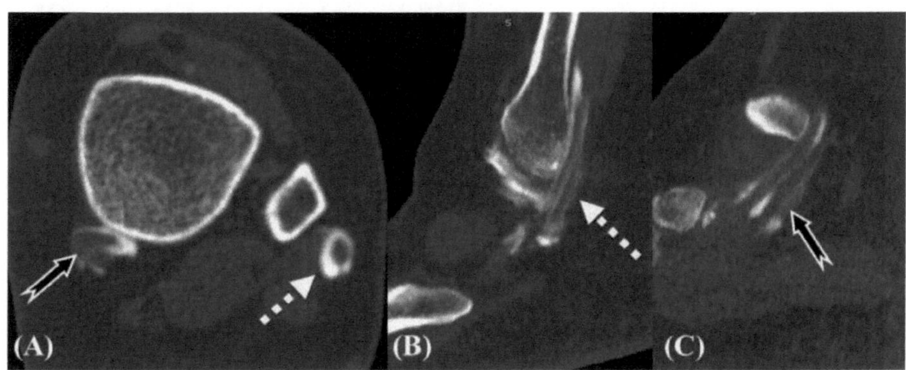

Figura 29: Imagens artrográficas axiais (A) e sagitais de TC através dos maléolos lateral (B) e medial (C). Há passagem extra-articular de contraste para a bainha do tendão peroneal (seta branca), denotando rutura completa do LFC. Há também passagem de contraste para a bainha do tendão tibial (seta preta) denotando rutura concomitante do SDL através do seu componente MMFS.

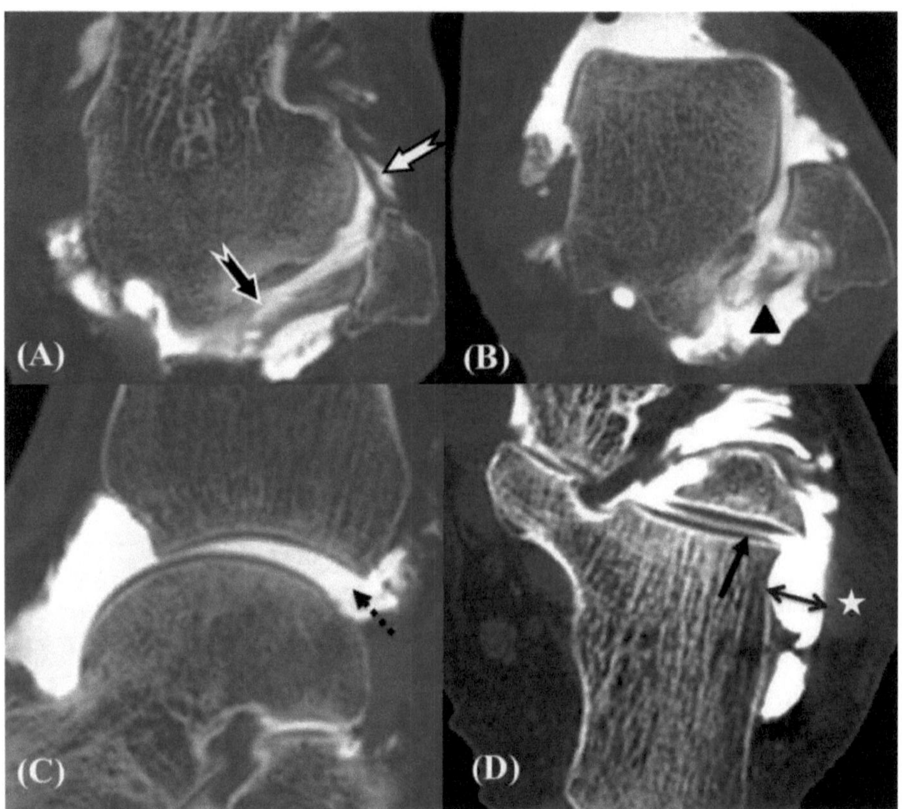

Figura 30: Imagens artrográficas axiais (A) e (B) de TC através do colo do tálus e do nível superior, respetivamente, em paciente com entorse lateral grave do tornozelo tratado conservadoramente e que agora apresenta instabilidade do tornozelo. O PTFL apresenta-se irregular e desgastado (seta preta entalhada), está estriado desde a sua inserção no tálus posterior e no processo posterior do tálus, o desgaste mais proeminente (cabeça de seta) está presente perto da fossa maleolar representando cicatrização/sinovite que é compatível com a síndrome do impacto póstero-lateral, o ATFL (seta branca) apresenta-se irregular denotando lesão prévia. A imagem sagital (C) demonstra um espaço articular desigual (seta tracejada) mais aberto posteriormente, sugerindo uma instabilidade subjacente do tornozelo. A imagem artrográfica axial de TC através do calcâneo (D) mostra uma articulação subtalar posterior incongruente (seta preta) e um amplo espaço preenchido por contraste (seta dupla) entre o calcâneo e os tendões peroneais (estrela), estes achados sugerem uma rotura do LFC, apesar da falta de contraste na bainha do tendão peroneal.

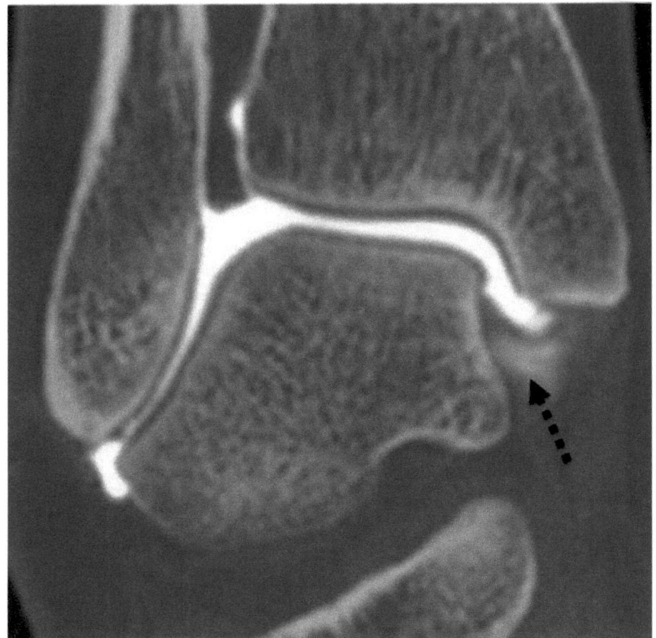

Figura 31: Imagem artrográfica coronal de TC através do talo médio. Há passagem de contraste para a substância do LDD (seta), denotando rutura do LDD. Note-se que a superfície do ligamento ainda é lisa, sem desgaste.

A lesão do LDS pode ser diagnosticada na artrografia por TAC através dos mesmos conceitos aplicados à rotura do LFC. A manga fascial do maléolo medial está intimamente ligada à bainha do tendão tibial posterior e, uma vez lesionada, o periósteo do maléolo medial e a bainha do tendão tibial posterior serão rompidos e, consequentemente, a cavidade articular será aberta para a bainha e o fluido/contraste injetado sairá da cavidade articular para a bainha e seguirá ao longo dos tendões tibiais posteriores. (Figura 29).

REFERÊNCIAS SELECCIONADAS:

1- **Fong DT, Hong Y, Chan LK, Yung PS, Chan KM**. A systematic review on ankle injury and ankle sprain in sports. Sports Med. 2007; 37:73-94.

2- **Crim J**. Dor no tornozelo do lado medial. Clínicas de Imagem por Ressonância Magnética da América do Norte, 2017; 25(1), 63-77.

CAPÍTULO 5

SÍNDROMES DE IMPACTO

As síndromes de impacto do tornozelo são síndromes clínicas comuns que podem ocorrer em vários locais do tornozelo. Existem diferentes tipos de impacto no tornozelo:

- Impacto antero-lateral dos tecidos moles.
- Impacto anterior (tornozelo do atleta).
- Impacto póstero-lateral dos tecidos moles.
- Síndrome de Os trigonum.
- Síndrome do impacto sindesmótico.
- Síndrome do impacto antero-medial (raro).
- Síndrome do impacto póstero-medial (raro).

As duas primeiras formas são as síndromes mais comuns.

Exceto o tornozelo do atleta e a síndrome do os trigonum, que são síndromes de impacto do tipo ósseo, todos os outros tipos de síndromes de impacto são do tipo dos tecidos moles.

De um modo geral, os impactos dos tecidos moles são normalmente causados por traumatismo do tornozelo ou stress repetitivo, resultando em rutura/entorse do ligamento e desenvolvimento de inflamação regional. Todas as síndromes de impacto dos tecidos moles partilham as mesmas caraterísticas patológicas, como nódulos sinoviais, bandas sinoviais espessadas e formação de tecido cicatricial; no entanto, a presença destes achados imagiológicos anormais não indica necessariamente a presença de síndromes de impacto, uma vez que se trata de diagnósticos clínicos. (Figura 32)

A síndrome do impacto anterolateral desenvolve-se habitualmente após rupturas parciais ou completas do ATFL ou do ATibFL. Outras etiologias incluem a infeção e a artrite inflamatória que causam irritação sinovial. O diagnóstico é efectuado na artrografia por TC se estiverem presentes espessamentos sinoviais na calha lateral, podendo existir tecido cicatricial em forma de meniscoide na proximidade da rotura do

ATFL ou do ATibFL. A consideração diferencial comum do impacto ântero-lateral é a retração do ATFL, que pode parecer espessado e ondulado e pode ser mal interpretado como tecido cicatricial. No entanto, no ATFL retraído, não existem nódulos sinoviais e bandas sinoviais espessadas. (Figura 25).

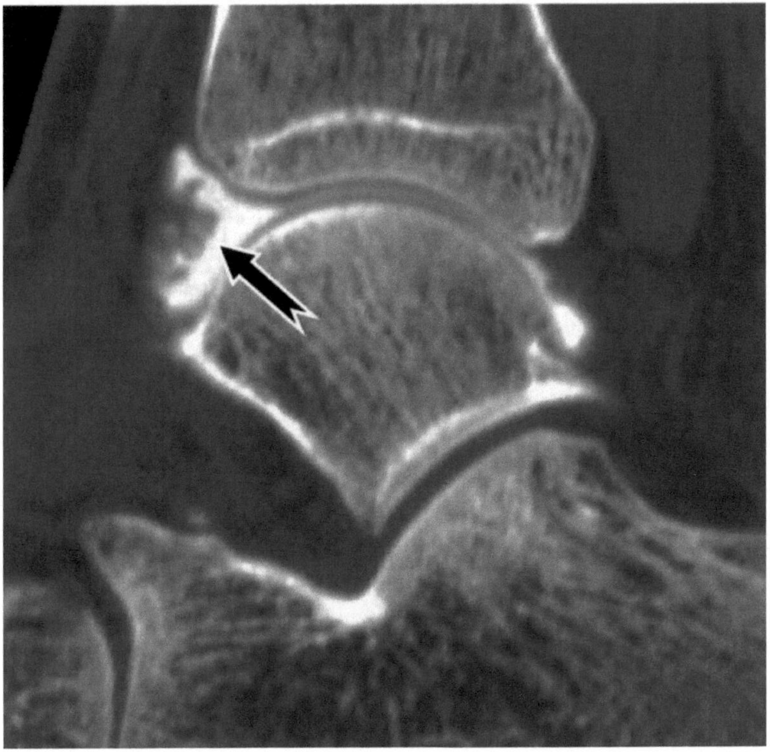

Figura 32: Imagem artrográfica sagital de TC através do tornozelo lateral. Há um espessamento sinovial do tipo frondoso no recesso articular antero-lateral (seta).

O impacto anterior ocorre em resposta a uma força de tração repetitiva nos locais de fixação da cápsula anterior, levando à formação de esporões ósseos em locais típicos (ou seja, no plafond tibial anterior distal e no aspeto superior do colo do tálus proximal à crista do tálus). Não deve ser confundido com artrite, uma vez que a artrite produz um estreitamento de toda a articulação, em contraste com as alterações anteriores localizadas no impacto anterior. O esporão tibial pode causar defeitos condrais talares de espessura total. (Figura 33).

A síndrome do impacto póstero-lateral dos tecidos moles desenvolve-se geralmente em consequência de um traumatismo ou de um esforço repetitivo em flexão da plana; ocorre na proximidade do PTFL e do ligamento transverso no tornozelo posterior lateral, imediatamente distal à sindesmose. Na artrografia por TC, o PTFL e/ou o ligamento transverso podem estar desgastados, irregulares ou parcialmente rasgados, com sinóvia espessada ou bandas/nódulos sinoviais nas proximidades; as bandas sinoviais espessadas podem ser localizadas formando um quisto ganglionar septado que pode encher-se de contraste; a relação destas alterações com os ligamentos posteriores é melhor apreciada nas imagens coronais e sagitais posteriores. (Figura 34).

A síndrome do os trigonum é uma forma óssea de impacto posterior, na qual existe uma rutura da sincondrose entre o os trigonum e o tubérculo lateral do processo talar posterior. O os trigonum não deve ser confundido com a fratura de Shepherd, e as margens corticadas do os trigonum podem ser facilmente diferenciadas. O diagnóstico da síndrome de Os trigonum é normalmente efectuado através de RMN, que mostra o edema da medula óssea através da sincondrose e dentro do próprio os trigonum, mas a TC pode sugerir o diagnóstico quando se observam alterações equivalentes a artrite através da sincondrose (Figura 35).

O impacto sindesmótico desenvolve-se como sinóvia inflamada no interior dos espaços sindesmóticos entre a tíbia e o perónio, ocorrendo habitualmente na sequência de entorses e fracturas sindesmóticas, sendo a rotação externa e a hiperdorsiflexão os mecanismos de lesão mais comuns. Na artrografia por TC, as caraterísticas sugestivas são semelhantes a outras impingências de tecidos moles do tornozelo, como o espessamento sinovial, a nodularidade sinovial e o gânglio sindesmótico; são melhor visualizadas nas imagens axiais.

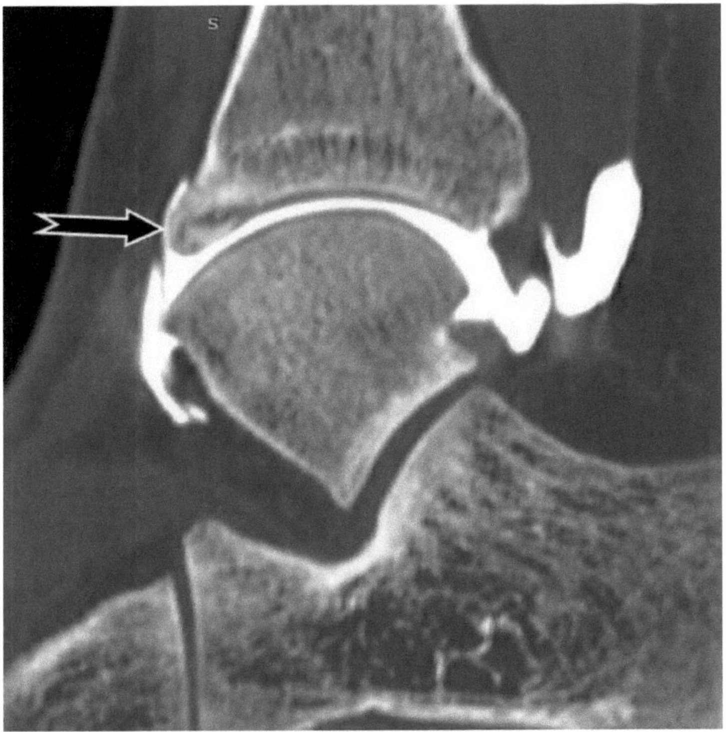

Figura 33: Imagem artrográfica sagital de TC através do tornozelo lateral. Há um esporão fragmentado no plafond tibial anterior (seta), que não possui cobertura cartilaginosa, notando-se cartilagem hialina normal no restante da articulação do tornozelo.

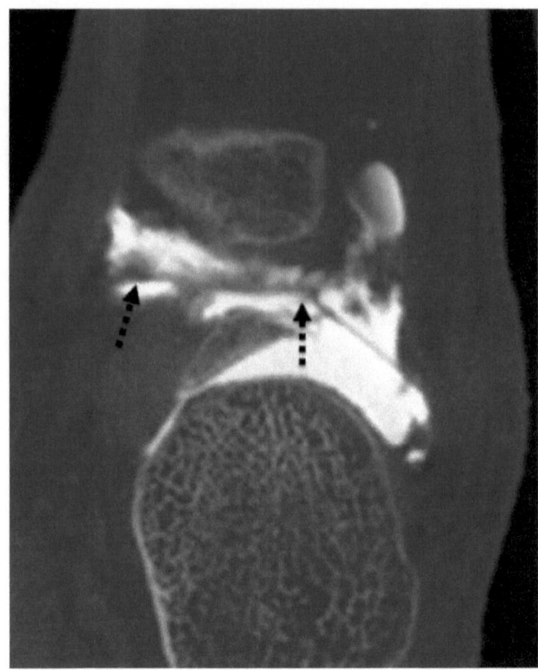

Figura 34: Imagem artrográfica coronal de TC através do tornozelo posterior. Observa-se esgarçamento do ligamento transverso, com bandas sinoviais e múltiplos nódulos (seta). Estas caraterísticas são compatíveis com impacto póstero-lateral.

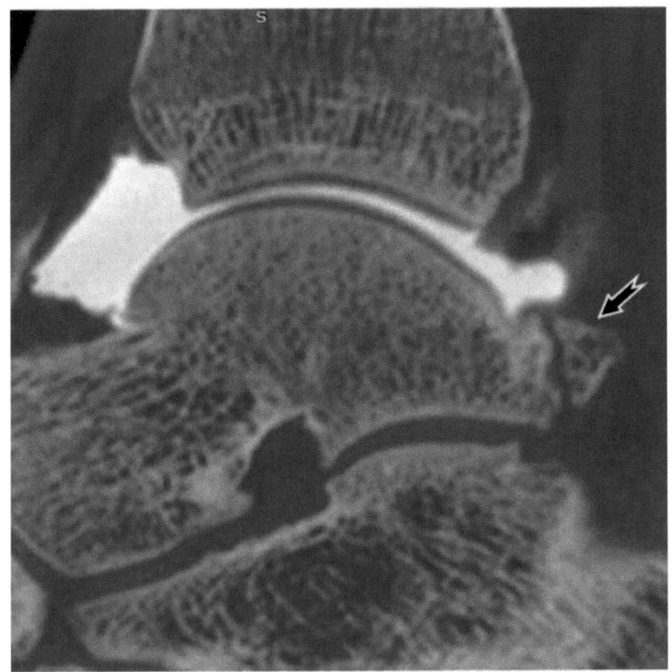

Figura 35: Imagem artrográfica sagital de TC através do processo talar posterior. Observa-se Os trigonum (seta), com sindesmose irregular e cistos subcondrais sugerindo impacto subjacente.

REFERÊNCIAS SELECCIONADAS:

1- **Hauger O, Moinard M, Lasalarie JC, et al.** Compartimento anterolateral do tornozelo na síndrome do impacto lateral: Aparência na artrografia por TC. AJR 1999; 173:685-90.

2- **Donovan A, Rosenberg ZS**. Ressonância magnética das síndromes de impacto do tornozelo e do retropé lateral. AJR 2010; 195:595-604.

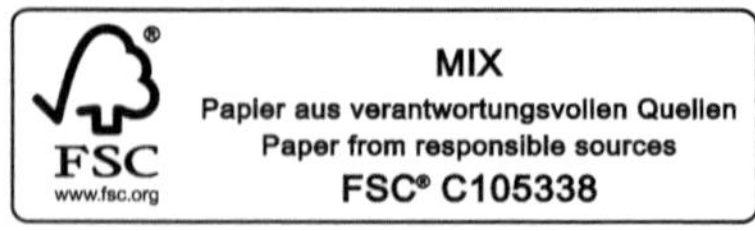

Printed by Books on Demand GmbH, Norderstedt / Germany